专项职业能力教材

母 婴 护 理

组织编写　湖南省人力资源和社会保障厅职业技能鉴定中心
　　　　　湖南省妇幼保健院

主　　编　陈棱丽　王满凤

副 主 编　陈　兰　王　琼

参　　编　黄健希　敬晓青　穆仪冰
　　　　　尹佳莹　陈婵婵　谭　美

电子工业出版社
Publishing House of Electronics Industry
北京·BEIJING

内 容 简 介

本书共 6 章，包括母婴保健护理员职业道德、相关法律法规、产褥期妇女的护理、0～3 月婴儿护理、婴儿喂养技术、母婴保健操。本书较全面地讲解了母婴保健护理的主要知识和操作技能。学习者可先进行该专业理论知识的学习，再进行母婴保健护理各项操作演练，最后进行操作自评；或者由教师采取实操讲授和反复指导学生演练的方式教学，进而使学生全面提高母婴保健护理专业技能水平。

本书主要面向护理相关专业的在校生及护理工作者、母婴护理从业人员，也可供相关爱好者、自学者使用。

图书在版编目（CIP）数据

母婴护理 / 陈棱丽，王满凤主编. —北京：电子工业出版社，2023.7

ISBN 978-7-121-46074-6

Ⅰ．①母… Ⅱ．①陈… ②王… Ⅲ．①围产期－护理②新生儿－护理 Ⅳ．①R473.71②R473.72

中国国家版本馆 CIP 数据核字（2023）第 144796 号

责任编辑：陈　虹

印　　刷：北京七彩京通数码快印有限公司
装　　订：北京七彩京通数码快印有限公司
出版发行：电子工业出版社
　　　　　北京市海淀区万寿路 173 信箱　邮编 100036
开　　本：787×1 092　1/16　印张：10.5　字数：176.4 千字
版　　次：2023 年 7 月第 1 版
印　　次：2025 年 4 月第 4 次印刷
定　　价：33.00 元

凡所购买电子工业出版社图书有缺损问题，请向购买书店调换。若书店售缺，请与本社发行部联系，联系及邮购电话：（010）88254888，88258888。

质量投诉请发邮件至 zlts@phei.com.cn，盗版侵权举报请发邮件至 dbqq@phei.com.cn。

本书咨询联系方式：chitty@phei.com.cn。

前　言

母婴护理，是指专门为产妇和 0～3 月婴儿提供的专业的生活护理服务。随着生活节奏的加快，人们收入水平的不断提高，人们对生活质量有更高的要求。在三孩政策的驱动下，母婴护理服务行业的需求量大幅增长。国家职业分类大典中涉及孕产妇和婴幼儿照护的技能类职业有家政服务员和育婴员，但没有兼顾两者的专项职业能力标准和培训。

为加强职业技能培训，《国务院关于推行终身职业技能培训制度的意见》（国发〔2018〕11 号）、《国务院办公厅关于印发职业技能提升行动方案（2019—2021年）的通知》（国办发〔2019〕24 号）、《人力资源社会保障部关于印发"技能中国行动"实施方案的通知》（人社部发〔2021〕48 号）提出，要深化职业资格制度改革，完善职业技能等级制度，健全以职业资格评价、职业技能等级认定和专项职业能力考核等为主要内容的技能人才评价制度；完善职业标准开发机制，建立健全由国家职业技能标准、行业企业评价规范、专项职业能力考核规范等构成的多层次、相互衔接的职业标准体系，完善职业标准开发机制。

为贯彻落实国家对技能人才工作的重要指示精神，配合专项职业能力考核工作，规范母婴护理行业从业者资格，湖南省人力资源和社会保障厅职业技能鉴定中心及湖南省妇幼保健院组织编写了本教材，主编为湖南省妇幼保健院（湖南省生殖医学研究院、南华大学附属妇幼保健院）陈棱丽、王满凤。副主编为湖南省妇幼保健院陈兰、王琼；黄健希、敬晓青、穆仪冰、尹佳莹、陈婵婵、谭美参与编写。本教材内容与母婴护理专项职业能力的知识点和技能紧密衔接，体系完善、条理清晰、实操性强、通俗易懂，具有科学性、实用性，有助于读者真正掌握母婴护理知识与技能、技巧，切实服务广大有母婴护理需求的家庭。

由于编写时间仓促，书中不足之处在所难免，欢迎使用单位及个人对教材提出宝贵意见和建议，为以后教材的改进和修订提供帮助。

目 录

CONTENTS

第一章 母婴保健护理员职业道德

一、职业概念

母婴保健护理员是指为产妇和 0～3 月婴儿提供科学、专业母婴生活护理服务的专职人员。

二、职业道德

职业道德是以善恶进行评价的心理意识、行为原则和行为规范的总和，是人们在从事职业活动和特定行为中必须遵守的道德准则。

良好的职业道德是做好各项工作的基础。在职业活动中，要遵循特定的道德原则，拥有良好的道德观念和品质。

三、行为规范

母婴护理服务是以个体形式进入客户家庭、产科病房或月子中心，为客户提供个性化需求服务。作为一名称职的母婴保健护理员，要有良好的身体素质、文化素质、心理素质、专业的操作技能，此外还须具备职业操守，规范自身行为。

（一）遵纪守法，诚实守信

自觉遵守国家法律法规，遵守单位规章制度、行为规范和职业操守。争做自尊、自强、自立的优秀服务人员。注意保护客户的权利及人身财产不受侵犯。

做人诚实、守信守时。守信：言出必行，用诚恳的态度对待工作。守时：遵守时间约定，不拖延、不迟到、不早退。用诚实守信的道德品质赢得客户和社会的信任。

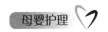

（二）爱岗敬业，恪尽职守

热爱本职岗位，干一行、爱一行，钻一行、专一行，做到"四心"（爱心、耐心、细心、责任心）服务。

（三）文明礼貌，热情服务

1. 仪表端庄：着装符合职业特征，维护单位和个人形象。
2. 举止得体：举手投足体现出个人的修养和素质。
3. 语言规范：表述清晰、吐词清楚，讲普通话。
4. 热情待人：热情服务客户，尊重不同的生活习俗及宗教信仰。
5. 工作态度：积极主动、认真务实，坚持做到"四勤"（嘴勤、眼勤、手勤、腿勤）。增强责任心，主动为客户分忧解难。

（四）勤奋好学，精益求精

熟练掌握理论知识和实操技能，不断学习更新现代育儿理念及专业知识技能，努力提升母婴护理相关专业知识和技能水平。

（五）为人本分，行为适度

掌握"四个度"，即热情有度、关心有度、距离有度、举止有度。注意保护客户及家庭的隐私。切不可说长道短、搬弄是非、妄加评论。

（六）善于沟通，和谐相处

与客户及家庭建立相互信任和融洽的关系，随时随地把客户利益放在第一位。以诚相待，善解人意；询问意见，及时改进；重要事项，重点确认；发现异常，及时报告。面对客户家庭矛盾不参与、不干预，争取信任和理解。

四、职业意识

（一）服务意识　将心比心，认真倾听，及时服务。
（二）客户意识　客户是我们的衣食父母。

（三）质量意识　保证服务质量。

（四）信誉意识　信誉就是生命。

五、服务要求

（一）微笑服务　真诚、热情，用情感与客户交流。

（二）规范服务　操作流程和服务程序规范化。

（三）即时服务　客户在没有提出需求时即能感知并主动服务；客户需要服务时能及时服务。

（四）个性化服务　针对不同客户不同的合理需求，提供相应服务。

（五）满意服务　让客户感觉服务热情周到。

六、礼仪形象

（一）着装　整洁干净，不化妆及佩戴首饰。头发整齐，前不过眉，散发及过肩长发须扎起。

（二）语言　温和礼貌，不高声说话，注意控制情绪。

（三）操作　操作前做好沟通，操作过程中询问感受，了解产妇生理及心理反应。

第二章　相关法律法规

第一节　公民的基本权利和义务（《宪法》节选）

一、基本权利

（一）法律面前一律平等

1. 国家尊重和保障人权。

2. 任何公民享有宪法和法律规定的权利，同时必须履行宪法和法律规定的义务。

（二）宗教信仰自由

1. 任何国家机关、社会团体和个人不得强制公民信仰宗教或者不信仰宗教，不得歧视信仰宗教的公民和不信仰宗教的公民。

2. 国家保护正常的宗教活动。

3. 任何人不得利用宗教进行破坏社会秩序、损害公民身体健康、妨碍国家教育制度的活动。

（三）人身自由不受侵犯

1. 任何公民，非经人民检察院批准或者决定或者人民法院决定，并由公安机关执行，不受逮捕。

2. 禁止非法拘禁和以其他方法非法剥夺或者限制公民的人身自由，禁止非法搜查公民的身体。

（四）人格尊严不受侵犯

禁止用任何方法对公民进行侮辱、诽谤和诬告陷害。

（五）住宅不受侵犯

禁止非法搜查或者非法侵入公民的住宅。

（六）通信自由和通信秘密受法律的保护

除因国家安全或者追查刑事犯罪的需要，由公安机关或者检察机关依照法律规定的程序对通信进行检查外，任何组织或者个人不得以任何理由侵犯公民的通信自由和通信秘密。

（七）劳动的权利和义务

1. 国家通过各种途径，创造劳动就业条件，加强劳动保护，改善劳动条件，并在发展生产的基础上，提高劳动报酬和福利待遇。
2. 劳动是一切有劳动能力的公民的光荣职责。
3. 国家对就业前的公民进行必要的劳动就业训练。

（八）劳动者有休息的权利

国家发展劳动者休息和休养的设施，规定职工的工作时间和休假制度。

二、基本义务

（一）禁止破坏婚姻自由，禁止虐待老人、妇女和儿童。
（二）在行使自由和权利的时候，不得损害国家的、社会的、集体的利益和其他公民的合法的自由和权利。
（三）必须遵守宪法和法律，保守国家秘密，爱护公共财产，遵守劳动纪律，遵守公共秩序，尊重社会公德。
（四）有维护祖国的安全、荣誉和利益的义务，不得有危害祖国的安全、荣誉和利益的行为。
（五）有依照法律纳税的义务。

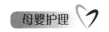

第二节　中华人民共和国妇女权益保障法（节选）

男女平等是国家的基本国策。妇女在政治的、经济的、文化的、社会的和家庭的生活等各方面享有同男子平等的权利。国家保护妇女依法享有的特殊权益。

一、政治权利

（一）国家保障妇女享有与男子平等的政治权利。

（二）妇女有权通过各种途径和形式，依法参与管理国家事务、管理经济和文化事业、管理社会事务。

（三）妇女享有与男子平等的选举权和被选举权。

二、人身和人格权益

（一）国家保障妇女享有与男子平等的人身和人格权益。

（二）妇女的人身自由不受侵犯。禁止非法拘禁和以其他非法手段剥夺或者限制妇女的人身自由；禁止非法搜查妇女的身体。

（三）妇女的生命权、身体权、健康权不受侵犯。禁止虐待、遗弃、残害、买卖以及其他侵害女性生命健康权益的行为。禁止进行非医学需要的胎儿性别鉴定和选择性别的人工终止妊娠。医疗机构施行生育手术、特殊检查或者特殊治疗时，应当征得妇女本人同意；在妇女与其家属或者关系人意见不一致时，应当尊重妇女本人意愿。

（四）禁止拐卖、绑架妇女；禁止收买被拐卖、绑架的妇女；禁止阻碍解救被拐卖、绑架的妇女。任何组织和个人不得歧视被拐卖、绑架的妇女。

（五）禁止对妇女实施性骚扰，受害妇女有权向单位和有关机关投诉。

三、文化教育权益

国家保障妇女享有与男子平等的文化教育权利。

四、劳动和社会保障权益

（一）国家保障妇女享有与男子平等的劳动权利和社会保障权利。

（二）用人单位在录（聘）用女职工时，应当依法与其签订劳动（聘用）合同或者服务协议，劳动（聘用）合同或者服务协议中应当具备女职工特殊保护条款，并不得规定限制女职工结婚、生育等内容。

（三）实行男女同工同酬。

五、财产权益

（一）国家保障妇女享有与男子平等的财产权利。

（二）在夫妻共同财产、家庭共有财产关系中，不得侵害妇女依法享有的权益。

六、婚姻家庭权益

（一）国家保障妇女享有与男子平等的婚姻家庭权利。

（二）国家保护妇女的婚姻自主权。禁止干涉妇女的结婚、离婚自由。

（三）禁止对妇女实施家庭暴力。县级以上人民政府有关部门、司法机关、社会团体、企业事业单位、基层群众性自治组织以及其他组织，应当在各自的职责范围内预防和制止家庭暴力，依法为受害妇女提供救助。

（四）妇女对夫妻共同财产享有与其配偶平等的占有、使用、收益和处分的权利，不受双方收入状况等情形的影响。

七、救济措施

（一）对侵害妇女合法权益的行为，任何组织和个人都有权予以劝阻、制止或者向有关部门提出控告或者检举。有关部门接到控告或者检举后，应当依法及时处理，并为控告人、检举人保密。妇女的合法权益受到侵害的，有权要求有关部门依法处理，或者依法申请调解、仲裁，或者向人民法院起诉。对符合条件的妇女，当地法律援助机构或者司法机关应当给予帮助，依法为其提供法律援助或者司法救助。

（二）妇女的合法权益受到侵害的，可以向妇女联合会等妇女组织求助。妇女联合会等妇女组织应当维护被侵害妇女的合法权益，有权要求并协助有关部门或者单位查处。有关部门或者单位应当依法查处，并予以答复；不予处理或者处理不当的，县级以上人民政府负责妇女儿童工作的机构、妇女联合会可以向其提出督促处理意见，必要时可以提请同级人民政府开展督查。受害妇女进行诉讼需要帮助的，妇女联合会应当给予支持和帮助。

第三节　家庭服务业管理暂行办法（节选）
（商务部令 2012 年第 11 号）

一、适用对象

（一）在中华人民共和国境内从事家庭服务活动，适用本办法。

1. 本办法所称家庭服务机构，是指依法设立从事家庭服务经营活动的企业、事业、民办非企业单位和个体经济组织等营利性组织。

2. 本办法所称家庭服务员，是指根据家庭服务合同的约定提供家庭服务的人员。

3. 本办法所称消费者，是指接受家庭服务的对象。

4. 家庭服务的经营和管理，应当坚持社会效益与经济效益并重的原则。家庭服务各方当事人应当遵循自愿、平等、诚实、守信、安全和方便的原则。

二、家庭服务机构经营规范

（一）家庭服务机构须建立家庭服务员工作档案，接受并协调消费者和家庭服务员投诉，建立家庭服务员服务质量跟踪管理制度。

（二）家庭服务机构在家庭服务活动中不得有下列行为：

1. 以低于成本价格或抬高价格等手段进行不正当竞争；

2. 不按服务合同约定提供服务；

3. 唆使家庭服务员哄抬价格或有意违约骗取服务费用；

4. 发布虚假广告或隐瞒真实信息误导消费者；

5. 利用家庭服务之便强行向消费者推销商品；

6. 扣押、拖欠家庭服务员工资或收取高额管理费，以及其他损害家庭服务员合法权益的行为；

7. 扣押家庭服务员身份、学历、资格证明等证件原件；

8. 法律、法规禁止的其他行为。

（三）从事家庭服务活动，家庭服务机构或家庭服务员应当与消费者以书面形式签订家庭服务合同。

（四）家庭服务合同应至少包括以下内容：

1. 家庭服务机构的名称、地址、负责人、联系方式和家庭服务员的姓名、身份证号码、健康状况、技能培训情况、联系方式等信息；消费者的姓名、身份证号码、住所、联系方式等信息。

2. 服务地点、内容、方式和期限等。

3. 服务费用及其支付形式。

4. 各方权利与义务、违约责任与争议解决方式等。

（五）家庭服务机构应当明确告知涉及家庭服务员利益的服务合同内容，应允许家庭服务员查阅、复印家庭服务合同，保护其合法权益。

（六）鼓励家庭服务机构为家庭服务员投保职业责任保险和人身意外伤害保险。

（七）家庭服务机构、家庭服务员与消费者之间发生争议的，可以协商解决；协商不成的，可以向人民调解委员会、行业协会调解机构或其他家庭服务纠纷调解组织申请调解，也可以依法提请仲裁或者向人民法院提起诉讼。

三、家庭服务员行为规范

（一）家庭服务员应当如实向家庭服务机构提供本人身份、学历、健康状况、技能等证明材料，并向家庭服务机构提供真实有效的住址和联系方式。

（二）家庭服务员应符合以下基本要求：

1. 遵守国家法律、法规和社会公德；

2. 遵守职业道德；

3. 遵守合同，按照合同约定内容提供服务；

4. 掌握相应职业技能，具备必需的职业素质。

（三）家庭服务员在提供家庭服务过程中与消费者发生纠纷，应当及时向家庭服务机构反映，不得擅自离岗。

（四）消费者有下列情形之一的，家庭服务员可以拒绝提供服务：

1. 不能提供合同约定的工作条件的；

2. 对家庭服务员有虐待或严重损害人格尊严行为的；

3. 要求家庭服务员从事可能对其人身造成损害行为的；

4. 要求家庭服务员从事违法犯罪行为的。

四、消费者行为规范

（一）消费者到家庭服务机构聘用家庭服务员时，应持有户口簿或身份证及相关证明，并如实填写登记表，交纳有关费用。

（二）消费者或其家庭成员患有传染病、精神病或其他重要疾病的，应当告知家庭服务机构和家庭服务员，并如实登记。

（三）消费者有权要求家庭服务机构按照合同约定指派或介绍家庭服务员和提供服务，消费者有权要求家庭服务机构如实提供家庭服务员的道德品行、教育状况、职业技能、相关工作经历、健康状况等个人信息。

（四）消费者应当保障家庭服务员合法权益，尊重家庭服务员的人格和劳动，按约定提供食宿等条件，保证家庭服务员每天基本睡眠时间和每月必要休息时间，不得对家庭服务员有谩骂、殴打等侵权行为，不得拖欠、克扣家庭服务员工资，不得扣押家庭服务员身份、学历、资格证明等证件原件。

（五）未经家庭服务员同意，消费者不得随意增加合同以外的服务项目，如需增加须事先与家庭服务机构、家庭服务员协商，并适当增加服务报酬。

第三章　产褥期妇女的护理

第一节　产褥期妇女的保健

从胎盘娩出至产妇全身各器官（除乳腺外）恢复或接近正常未孕状态所需的一段时期，称为产褥期（俗称：坐月子），一般为 6 周（42 天）。产褥期是产妇各系统恢复的关键时期，了解这一时期产妇的生理和心理变化，能使其科学、愉快地度过产褥期。

一、正常产褥期妇女的生理变化

（一）生殖系统

（1）子宫的复旧：妊娠子宫自胎盘娩出后逐渐恢复至未孕状态的过程，称子宫复旧，一般为 6 周。

① 子宫变化最大，产褥期变化最明显。

② 胎盘娩出后，子宫体积逐渐缩小。产后 7 天在耻骨联合上方可扪及，10～14 天降入骨盆，经腹部检查触不到子宫底，产后 6 周子宫恢复至正常非妊娠前大小。

（2）阴道的变化：产后阴道壁松软、平坦、弹性较差。产后 3 周阴道黏膜皱襞重新出现。

（3）外阴的变化：分娩后的外阴轻度水肿，于产后 2～3 日内逐渐消退。

（4）盆底组织的变化：盆底肌肉及筋膜在分娩时过度伸展致弹性减弱，且常伴有部分肌纤维断裂。

产妇如过早参加重体力劳动或剧烈运动，可致阴道前后壁膨出，甚至子宫脱垂。产褥期坚持做产后保健操，有利于盆底功能的恢复。

（二）乳房

主要变化是泌乳。

（1）泌乳的产生主要是通过脑部腺垂体分泌的泌乳素和神经垂体分泌的催产素，以及射乳反射共同作用形成。

（2）产后1～2天开始分泌乳汁，开始时量较少，以后逐渐增多。

（3）产后7日内分泌的乳汁，称"初乳"，乳房挤出少量黄色清水样乳汁。初乳色偏黄是由于含有较多 β-胡萝卜素的缘故。

（三）血液循环系统

（1）产后24小时内心脏负担最重，易心力衰竭。

（2）产褥早期血液呈高凝状态。

（四）消化系统

胃肠张力及蠕动减弱，易便秘。

（五）泌尿系统

膀胱受压，易尿潴留。

（六）内分泌系统

（1）不哺乳产妇一般在产后6～10周月经来潮，产后10周左右恢复排卵；哺乳产妇月经复潮将延迟，平均在产后4～6个月排卵。

（2）哺乳期月经复潮前也有可能怀孕。

（七）腹壁

腹壁皮肤松弛，色素沉着逐渐消退，妊娠纹由紫红色变为银白色。

二、产褥期的生理表现

（一）生命体征

（1）体温。

① 产后 24 小时内略升高，但不超过 38℃，可能与产程延长、过度疲劳等有关，一般在 24 小时后恢复正常。

② 产后 3～4 天，可出现泌乳热，体温 37.8～39℃，一般持续 4～16 小时后降至正常，不属于病态。

③ 体温过高或者持续 24 小时以上不下降者，应做全面检查，查找发热原因。

（2）脉搏：产后脉搏在正常范围内，一般略慢，每分钟 60～70 次，约产后 1 周恢复正常。如脉搏过速，注意是否存在失血过多等情况。

（3）呼吸：产后呼吸深且慢，每分钟 14～16 次。原因是妊娠期的胸式呼吸变为腹式呼吸所致。

（4）血压：一般正常，若血压下降则要警惕产后出血等情况。

（二）褥汗

产褥早期，皮肤排泄功能旺盛，排出大量汗液，尤其在睡眠和初醒时更明显，一般产后 1 周左右自行好转。

（三）恶露

产后含有血液、坏死的子宫蜕膜、黏液等组织经阴道排出，称为恶露。恶露有血腥味，但无臭味，通常持续 4～6 周。持续时间及总量的个体差异较大。恶露根据产后不同时期的状态可分为以下三种：

（1）血性恶露：产后持续约 3 天，色鲜红、量多，有时有小血块。

（2）浆液性恶露：产后 4～14 天，色淡红。

（3）白色恶露：产后 14 天以后，色白而黏稠。

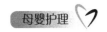

三、产褥期妇女的心理调适

详见本章第二节"产后抑郁症的识别与护理"。

四、产褥期的护理

（一）一般护理

（1）生命体征。每日测量体温、脉搏、呼吸及血压，如有异常应及时就医。

┄┄ 注意事项 ┄┄

① 测量前将腋窝皮肤擦干，将体温计测温端置于腋下夹紧，10分钟后取出读数，正常值为 36～37℃。

② 进食、喝热饮、冷热敷等情况，应间隔30分钟后再测。

（2）大小便。

① 大便：产后容易发生便秘，鼓励及早下床活动。

② 小便：鼓励多饮水、尽早自行小便。自然分娩者一般产后 4～6 小时即下床小便，剖宫产者术后第 2 天拔导尿管后应鼓励多饮水，下床小便。应及时排尿，避免膀胱充盈影响子宫收缩，导致产后出血。

（3）个人卫生。

日常用温水刷牙、洗脸，勤换内衣裤，勤洗澡，避免盆浴。自然分娩的产妇于产后 2～3 天可洗淋浴澡，难产者或特殊情况的适当推后。剖宫产的产妇根据自身情况适当延后洗澡时间，一般术后伤口恢复好，7～10 天可洗淋浴澡。洗澡时间不宜过长，每次 10 分钟左右为宜，浴室温度以 26～28℃为宜，淋浴水温以 38～42℃为宜（根据气候调节）。产后 3 天可洗头，洗后及时吹干，避免着凉。

（4）居室环境。

① 空气：每日通风换气 1～2 次，每次 20～30 分钟。通风时，产妇和婴儿可暂时转移至其他房间，避免对流风。

② 温度与湿度：室温以 22～24℃为宜，湿度以 55%～65%为宜。

（5）减少探视。

产后应减少探视，既降低感染风险，又利于母婴休息。

（二）子宫复旧

（1）产后 2 小时内观察（由产房助产士完成）。

（2）产后 24 小时内了解子宫复旧情况，注意观察宫缩及阴道流血情况。每日按摩子宫，观察宫底高度及恶露的量、颜色和气味。若血性恶露增多，出现活动性出血或恶露持续 2 周以上，应考虑子宫复旧不好；若恶露有臭味，应考虑产褥感染的可能，应及时就医。

（三）会阴部及伤口护理

保持会阴部清洁、干燥，勤换卫生护垫、卫生巾和内裤。

（四）分娩后乳房的护理（详见第五章第五节"哺乳期乳房保健"）

（五）产褥期饮食（详见本章第三节"产褥期妇女的营养指导"）

（六）产后休息与活动

（1）产后应尽早进行适宜活动。自然分娩的产妇 6～12 小时后可下床轻微活动；会阴有伤口或剖宫产的产妇适当推迟活动时间，鼓励在床上适当活动，预防下肢静脉血栓形成。剖宫产的产妇术后 24 小时拔除导尿管后鼓励下床活动，每天在室内走动 2～3 次，以不感到疲劳为原则。

（2）产后 3～5 天内下床活动时必须有人陪伴，以防跌倒摔伤。

（3）产后 10 天可做轻微家务，避免提举重物或久蹲，预防子宫脱垂。

（4）学会与婴儿同步休息，保证足够睡眠，一般 8～9 小时/日。

五、节育计划

（一）性生活

（1）产后 6 周内禁止性生活，有生殖器损伤或感染者应再推迟，哺乳期注意避孕。

（2）自然分娩产后 42 天且专科检查恢复良好，采取避孕措施后可恢复性生活。

（3）剖宫产术后 100 天且专科检查恢复良好，采取避孕措施后可恢复性生活。

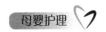

（二）产后避孕指导

（1）避孕套。目前较常用的是男用避孕套。每次同房时需正确使用。如发现避孕套破裂、滑脱，应该采取紧急避孕的方法补救。

（2）宫内节育器。自然分娩者产后42天恶露已净，会阴伤口愈合，子宫恢复正常后可放置；剖宫产术后半年，哺乳期排除早孕者可放置。

六、产后检查

产后42天母婴应到医疗保健单位进行健康检查，建议在分娩医院进行。

第二节　产后抑郁症的识别与护理

根据调查，10个产妇中有1～2个可能会发生症状轻重不一的产后抑郁症。

一、概念

产后抑郁症指发生在产后这个特殊时期的抑郁障碍，多发生在产后4～6周，也可发生在产后一年内的任何时间。一般将发生在妇女妊娠期和产后这段时间内的抑郁障碍统称为围产期抑郁症。围产期抑郁症发病率高、危害性大（女性心理健康杀手），但能防能治。正确识别围产期抑郁症，对孕产妇进行早期筛查、早期诊断，采取安全有效的干预措施，对该病的预防、控制及预后十分重要。

二、原因

抑郁症病因暂不明确，目前认为它可能与躯体、心理、社会、遗传等多方面因素有关。尽管我们知道，怀孕、生产是妇女正常的生理现象，但这也是孕育和诞生新生命的非常过程。在这个过程中女性将经历一生中身体和心理最巨大的应激变化。

孕产期将面对体内激素水平、体型、家庭环境、工作状态等多种变化，最重要的是面对心理角色变化。在这些变化面前，孕产妈妈们难免跌跌撞撞，有的人能克服困难积极应对，而有的人则可能出现害怕、恐惧、自卑、自责、回避和拒绝等。对这种应激变化的不适应就可能导致围产期抑郁症的发生。

三、危险因素

易引发产后抑郁症的危险因素有：

（1）产妇既往患过抑郁症。

（2）产妇家族中有心理或精神疾病遗传史。

（3）产妇分娩结局不良或妊娠分娩过程不顺利。

（4）产妇意外怀孕或未准备好当妈妈。

（5）产妇配偶不在身边，缺乏家庭支持和关爱。

（6）产妇有好强、理想化、要求完美、依赖、不成熟、自卑、内向等个性。

四、临床表现及识别

主要表现为情绪低落、兴趣和愉悦感丧失、劳累感增加和活动减少。非常多的人伴随焦虑、注意力不集中、记忆力减退、自卑、自责、无价值感、想自杀或出现自杀行为。可能会说"我不是一个好妈妈""我没有用""我带不好宝宝""暗无天日，活着没有意思"，甚至会出现不想看见孩子、害怕带孩子、伤害孩子等情况。不少人会出现入睡困难、早醒、不想起床、身体疼痛、心悸、气促、胸闷、腹胀等症状。而且她们的睡眠障碍和身体疲乏不会因为减轻带孩子的负担而消失。

应用《爱丁堡产后抑郁量表》自测可以帮助识别产后抑郁症（见表 3-1）。当总分大于 9 分，提示产后抑郁症预警。护理人员可通过了解产后抑郁症的危险因素、临床表现及爱丁堡产后抑郁量表的筛查来识别可疑产后抑郁症患者。

★ 产后抑郁症是一种疾病，一定要及时就医！

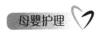

表 3-1

爱丁堡产后抑郁量表

（在过去的七天内）

1. 我能看到事物有趣的一面，并笑得开心。

①同以前一样（0分）　　　　　　②没有以前那么多（1分）

③肯定比以前少（2分）　　　　　　④完全不能（3分）

2. 我欣然期待未来的一切。

①同以前一样（0分）　　　　　　②没有以前那么多（1分）

③肯定比以前少（2分）　　　　　　④完全不能（3分）

3. 当事情出错时，我会不必要地责备自己。

①大部分时候这样（3分）　　　　　②有时候这样（2分）

③不经常这样（1分）　　　　　　④没有这样（0分）

4. 我无缘无故感到焦虑和担心。

①一点都没有（0分）　　　　　　②极少有（1分）

③有时候这样（2分）　　　　　　④经常这样（3分）

5. 我无缘无故感到害怕和惊慌。

①相当多时候这样（3分）　　　　　②有时候这样（2分）

③不经常这样（1分）　　　　　　④一点也没有这样（0分）

6. 很多事情冲着我而来，使我透不过气。

①大部分时候我都不能应付（3分）

②有时候我不能像平时那样应付好（2分）

③大部分时候我能像平时那样应付好（1分）

④我一直都能应付好（0分）

7. 我很不开心以致失眠。

①大部分时候这样（3分）　　　　　②有时候这样（2分）

③不经常这样（1分）　　　　　　④一点也没有（0分）

8. 我感到难过和悲伤。

①大部分时候这样（3分）　　　　　②有时候这样（2分）

③不经常这样（1分）　　　　　　④一点也没有（0分）

9. 我不开心到哭。

①大部分时候这样（3分）　　　　　②有时候这样（2分）

③只是间断这样（1分）　　　　　　④没有这样（0分）

10. 我想过要伤害自己。

①相当多时候这样（3分）　　　　　②有时候这样（2分）

③很少这样（1分）　　　　　　④没有这样（0分）

产后抑郁症是一种产妇常见的心理疾病。就像人们会患躯体疾病一样，同样也会患心理疾病。

抑郁症是一种慢性疾病，并不像有些人认为的："只是睡不好觉，心情不好""压力太大"而已。应像对待躯体疾病那样及时就诊。

过去发生的悲剧告诉我们，任何的忽视和拖延，都可能酿成不可挽回的后果。产后抑郁症是可防可治的。

早期发现、早期治疗不但能使产妇早日康复，而且能使新生宝宝早日得到妈妈的爱！

五、如何帮助产后抑郁症患者

护理人员不是医生，不能治好产后抑郁症。

母婴护理人员是产妇重要的护理者和帮助者，要像照顾患躯体疾病的人一样来照顾心理疾病者。在这个特殊时期，对患者的症状不理解、否认、教育和批评都是有害的，而理解、倾听、陪伴、允许、接纳的方式和态度都是帮助痛苦者的一剂良药。

建议护理人员给予产后抑郁症患者以下有益的建议。

（1）接受患产后抑郁症的现实，合理休息。

（2）学会拒绝，不过多承担责任，减轻身心压力。

（3）积极求助，获取支持。

（4）放弃做完美妈妈的期待。

（5）身体动起来，多与人和自然连接。

（6）进行袋鼠式婴儿护理不但可以促进新生宝宝的身心发展，还可以帮助新手妈妈缓解焦虑情绪。

（7）一旦发现产后抑郁症的预兆，应及时就诊，尽早接受专业治疗。

（8）如果产后抑郁症患者出现以下严重情况，建议及时住院治疗：

① 有轻生的念头。

② 出现精神症状。

③ 有伤害宝宝的危险。

④ 无法完成基本的日常活动。

⑤ 无法忍受一个人待着。

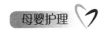

第三节　产褥期妇女的营养指导

一、重要性

产褥期产妇不仅需要恢复自身的健康，还要分泌乳汁喂养婴儿，使婴儿通过乳汁获得充足均衡的营养，故产褥期膳食营养极为重要。

二、饮食原则

（1）应有充足的热量、优质蛋白质、丰富的矿物质和维生素，以及充足的水分。

（2）食物多样、不过量，保证营养均衡。

（3）适量增加富含优质蛋白质和维生素 A 的动物性食物和海产品，选用碘盐，合理补充维生素 D。

（4）注意粗细搭配、荤素兼有，重视新鲜蔬菜、水果的摄入。

（5）少食多餐、清淡适宜、容易消化，循序渐进。

（6）忌食辛辣、刺激性及生、冷、坚硬食物。

（7）注意烹调方式：应多采用炖煮炒，少用油煎炸。

（8）忌烟酒，避免浓茶和咖啡。

三、膳食需求及食物选择

中国哺乳期妇女平衡膳食宝塔如图 3-1 所示。

（一）热能

一方面满足母体自身对能量的需要，另一方面要供给乳汁所含的能量和乳汁分泌过程本身消耗的能量。中国营养学会推荐乳母每日膳食能量需要量较非孕期妇女增加 2.09 兆焦耳（500 千卡）。

衡量乳母摄入能量是否充足，应以泌乳量与母亲体重为依据。当母体能量摄入适当时，其分泌的乳汁量既能满足婴儿的需要，又能让母体自身逐步恢复到孕前体重。

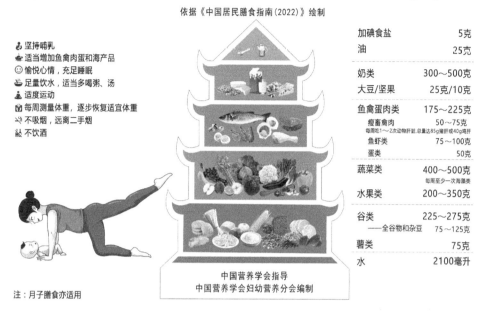

 中国营养学会 Chinese Nutrition Society

中国哺乳期妇女平衡膳食宝塔

依据《中国居民膳食指南（2022）》绘制

 MCNC-CNS 中国营养学会 妇幼营养分会

♪ 坚持哺乳
🍲 适当增加鱼禽肉蛋和海产品
☺ 愉悦心情，充足睡眠
🥣 足量饮水，适当多喝粥、汤
🏃 适度运动
Ⓜ 每周测量体重，逐步恢复适宜体重
🚭 不吸烟，远离二手烟
🍷 不饮酒

注：月子膳食亦适用

加碘食盐	5克
油	25克
奶类	300～500克
大豆/坚果	25克/10克
鱼禽蛋肉类	175～225克
瘦畜禽肉	50～75克
每周吃1～2次动物肝脏，总量达85g猪肝或40g鸡肝	
鱼虾类	75～100克
蛋类	50克
蔬菜类	400～500克
每周至少一次海藻类	
水果类	200～350克
谷类	225～275克
——全谷物和杂豆	75～125克
薯类	75克
水	2100毫升

中国营养学会指导
中国营养学会妇幼营养分会编制

图 3-1

（二）蛋白质

蛋白质可促进妊娠和分娩过程中身体恢复和创伤修复，同时可提高乳汁分泌的质和量。建议乳母每日膳食蛋白质摄入量在非孕期妇女基础上增加 25 克。建议乳母多吃鱼、禽、蛋、瘦肉类及奶类、动物肝脏、动物肾脏、豆类及其制品。

（三）脂肪

由于婴儿中枢神经系统发育及脂溶性维生素吸收等的需要，乳母膳食中必须有适量脂肪，尤其是不饱和脂肪酸。每日脂肪的摄入量以占总能量的 20%～30% 为宜。

（四）矿物质

（1）钙：每天从乳汁中排出钙约为 200 毫克。乳母缺钙可出现腰腿酸痛、抽搐，甚至发生骨质软化症。中国营养学会推荐乳母钙摄入量为每天 1000 毫克（在非孕期每天 800 毫克基础上增加 200 毫克）。除多食用富含钙的食物（如乳类、乳制品、虾皮、海带等）外，也可选用钙剂、骨粉等补充剂。

（2）铁：建议乳母铁摄入量为每天 24 毫克（在非孕期每天 20 毫克基础上增加 4 毫克）。饮食中可选用鸡肝、猪肝等动物肝脏，鸡血、鸭血及红颜色的肉为主要的补铁食物。

（3）碘和锌：这两种微量元素与婴儿神经系统的生长发育及免疫功能关系较为密切。

① 推荐乳母碘摄入量为每天 240 微克（在非孕期每天 120 微克基础上加倍）。海带、紫菜等富含碘，建议每周摄入 1～2 次。选用碘盐，一般正常饮食不会缺碘。

② 推荐锌摄入量为每天 12 毫克（在非孕期每天 7.5 毫克基础上增加 4.5 毫克）。富含锌的食物包括海产品、红肉类食物等，其中牡蛎含锌量非常高。

（五）维生素

（1）维生素 A：乳母维生素 A 的推荐摄入量为每天 1300 微克，动物肝脏、蛋黄、奶类及奶制品等富含维生素 A。产后 2 周内的初乳富含维生素 A，以后乳汁中的含量逐渐下降。乳母维生素 A 的摄入量可影响乳汁中维生素 A 的含量。

（2）维生素 D：母乳中维生素 D 的含量很低，婴儿不能通过母乳获得，应另外补充。

（3）水溶性维生素：维生素 B、维生素 C 大多可通过乳汁供给婴儿。

（六）水

乳母摄入的水量与乳汁分泌量有密切关系。如水分摄入不足，可致乳汁分泌量减少。建议每日摄入量约为 2100 毫升。

具体的人体营养素主要食物来源见表 3-2。

表 3-2

营养素		主要食物来源
蛋白质	动物蛋白	蛋类、乳类、瘦肉类（鸡、鸭、鱼、牛、羊、猪）、动物肝脏、动物肾脏
	植物蛋白	大豆类及豆制品
脂肪	动物脂肪	动物油、动物肉类、肥肉
	植物脂肪	豆类、花生、核桃、葵花籽、芝麻、松子等

营养素		主要食物来源
糖类（碳水化合物）		粮谷类、薯类、杂豆类
矿物质	钙	乳类、乳制品、豆制品、虾皮、海带
	铁	动物肝脏、动物血、河蚌、芝麻酱、黑木耳、紫菜
	锌	牡蛎、海蛎、牛肉、羊肉、猪肉、蛋黄、小麦胚粉
	碘	海带、紫菜、海鱼、贝类
维生素	维生素A	动物肝脏、蛋黄、奶粉、奶酪
		西兰花、胡萝卜、菠菜、芥蓝、木耳菜、生菜、莴苣叶等富含β-胡萝卜素，可以在体内转化成维生素A
	维生素B	动物的肝心肾、豆类、糙米、乳类、蛋黄、酵母及绿叶蔬菜
	维生素C	酸枣、鲜枣、猕猴桃、山楂、草莓、樱桃、橙子、西红柿、灯笼椒、柿子椒、芥蓝、西兰花、芦笋、圆白菜、苋菜
	维生素D	海鱼类、动物肝脏、蛋黄

四、产褥期饮食建议

（一）产后前几天饮食宜清淡、易消化

无特殊情况，正常分娩 1 小时后产妇可进食适量、较清淡、易消化的流质或半流质食物，如牛奶、粥、肉汤面、蛋羹、馄饨等，之后再过渡到正常饮食。

对于采用局部麻醉剖宫产的妇女，术后 6～24 小时应给予流质饮食，但忌用牛奶、豆浆、含大量蔗糖等胀气食物；肛门排气后可由半流质饮食逐渐恢复至正常饮食。采用全身麻醉或手术情况较为复杂的剖宫产术后妇女的饮食应遵医嘱。

（二）食物多样不过量，保证营养均衡

为满足产褥期妇女自身营养需求，保证乳汁营养和母乳喂养的持续性，应坚持食物多样化、不偏食。每天的饮食应包括谷薯类、鱼禽蛋肉类、蔬菜和水果类、奶类及奶制品、大豆及豆制品、坚果类等。通过选择小份量食物、同类食物互换、色彩多样的方法达到食物多样。应注意食不过量，能量摄入过多会导致营养过剩，

不利于产后恢复，还易造成肥胖，增加远期患心血管疾病的风险。

（三）适量增加富含优质蛋白质及维生素 A 的动物性食品和海产品，选用碘盐

动物性食品如鱼、禽、蛋、瘦肉等可提供丰富的优质蛋白质和一些重要的矿物质及维生素，有助于促进乳汁分泌，"坐月子"期间可多吃一些（平均每天摄入总量 175～225 克），其提供的蛋白质应占总蛋白质的 1/3 以上。

为预防或纠正缺铁性贫血，应多摄入动物内脏、动物血、瘦肉等含铁丰富的食物。为保证维生素 A 的需要，建议每周吃 1～2 次动物肝脏（85 克猪肝或 40 克鸡肝）。

海产鱼虾富含蛋白质和多不饱和脂肪酸，贝类食物富含锌，海带、紫菜富含碘。乳母应每周摄入 1～2 次海产品。

（四）注意粗细搭配，重视新鲜蔬菜、水果的摄入

主食不能只吃精米、精面，应粗细搭配，吃粗粮、杂粮（如小米、燕麦、红豆、绿豆等）和全谷类食物。粗粮、杂粮中富含 B 族维生素和膳食纤维，既能保证维生素 B_1 等营养素的供给，又利于肠道健康。

新鲜蔬菜和水果中含有多种维生素、无机盐、膳食纤维、果胶、有机酸等，能增进食欲，增加肠蠕动，防止便秘。每天应保证摄入蔬菜类 400～500 克（其中绿叶蔬菜和红黄色等有色蔬菜占 2/3 以上），每天应保证摄入水果类 200～350 克。如果达不到要求，可在医生指导下服用维生素、矿物质及膳食纤维补充剂。

（五）适当增加奶类等含钙丰富的食品，合理使用营养补充剂

奶类及奶制品含钙量高，易于吸收利用，是产褥期补钙的最好食物来源。乳母每天饮用牛奶达到 300～500 毫升，能从中获得 321～535 毫克的钙。如不能饮奶，可多摄入小鱼及小虾（连骨带壳食用）、豆制品、芝麻酱、深绿色蔬菜等含钙丰富的食物，必要时在营养医生的指导下适当补充钙制剂。为增加钙的吸收和利用，应补充适量的维生素 D（每天 400IU）或适当户外活动。

此外，可选择适当的营养素补充剂，补充饮食中可能摄入不足的营养素，如 DHA（每日 200 毫克）、维生素 A（500～1000 微克）等。

（六）足量饮水，多喝汤水

产妇分娩时会流失大量水分，加上乳汁分泌，故需水量高于常人。

产褥期除多喝水外，还要适当多吃容易消化的带汤水的食物，如鸡汤、鲜鱼汤、猪蹄汤、排骨汤、菜汤、豆腐汤等。每餐都应保证有汤水，但是餐前不宜喝太多汤，餐前喝太多汤可能致进食量减少。也不宜喝太多浓汤，太浓、脂肪太多的汤会影响产妇的食欲，致产妇肥胖，还会引起婴儿脂肪消化不良性腹泻。产后乳腺管不通畅时也不宜喝浓汤，以免引起乳腺管的阻塞。不能只喝汤不吃肉，汤汁的营养成分大约只有肉的 1/10，应连肉带汤一起吃。

五、膳食制作及食谱举例

（一）普通流质

普通流质是一种将全部食物制成流体或在口腔内能融化成液体的饮食，较半流质更易吞咽和消化。普通流质膳食所提供的能量、蛋白质及其他营养素均较少，故不宜长期食用。

（1）食物选择。

① 适用食物。

能制作成流体性状的一切食物，如米糊、各种汤类、嫩蛋羹、豆腐脑、藕粉、黑芝麻糊、米粉等。

② 禁用食物。

一些刺激性食品及调味品。

（2）制作要求。

各种原料食物蒸熟煮透后，用破壁机或料理机制成糊状，食用前需再次蒸透并消毒。

（二）普通半流质

比较细软，呈半流体状态，是介于软饭与流质饮食之间的一种饮食。

（1）食物选择。

① 适用食物。

主食：馒头、面条、面片、面包、松软的发糕及粗粮细做等。各种粥类，如白米粥、肉末粥、肉末碎菜粥、碎鸡肉粥、豆沙甜粥、枣泥粥等。

菜类：蔬菜要切碎制软，含粗硬纤维较少的蔬菜，如胡萝卜、菠菜、冬瓜、圆白菜等制软亦可。

蛋类：蒸蛋羹、蛋花汤、煮嫩鸡蛋、蛋糕等。

奶类：牛奶、奶酪、酸奶等。

肉类：嫩肉丝、肉末、肉丁（猪肉、鸡肉、鸭肉等）、鱼丸、虾丸等。

豆类：豆浆、豆腐脑、豆腐汤等。

② 禁用食物。

硬米饭、硬面饼等粗硬不好消化的主食；大块肉类、大块蔬菜，含粗纤维较多的食物（如韭菜、芹菜、藕等）和油炸食品等。

（2）制作要求。

绿叶菜均要改刀切成 1 厘米长，质硬蔬菜应制软；肉类，如肉丝、肉丁、肉末等制作时需上浆，即用淀粉上浆后，用油滑炒，使肉丝等软嫩（不含肉片）。烹调避免用油煎、炸、爆炒等方法；避免用辣椒、芥末等辛辣刺激食品及调味品。

（三）根据乳母一天各类食物摄入量的建议值设计一日食谱（举例）

见图 3-2 所示，餐次要求为每日三正餐、三辅餐（三餐三点）。

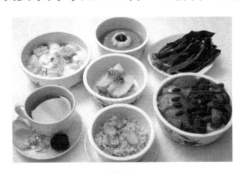

图 3-2

（1）产后无特殊情况的乳母一日食谱举例见表 3-3，总能量 2250 千卡，其中，蛋白质占比 20.50%，脂肪占比 26.67%，碳水化合物占比 52.83%。

表 3-3

早餐	肉包子：面粉 50 克，猪肉 20 克，植物油 2 克
	红薯稀饭：大米 20 克，小米 10 克，红薯 20 克
	拌黄瓜：黄瓜 100 克
	煮鸡蛋：鸡蛋 50 克
早点	牛奶：全脂牛奶 250 毫升
	苹果：苹果 150 克
午餐	生菜猪肝汤：生菜 100 克，猪肝 20 克，植物油 5 克
	丝瓜炒牛肉：丝瓜 100 克，牛肉 50 克，植物油 8 克
	清蒸带鱼：带鱼 40 克，小香葱 10 克，植物油 2 克
	大米杂粮饭：大米饭 50 克，绿豆 15 克，小米 30 克，糙米 10 克
午点	橘子：橘子 175 克
晚餐	青菜炖豆腐：小白菜 175 克，豆腐 175 克，虾仁 20 克，植物油 8 克
	香菇炖鸡汤：鸡肉 50 克，鲜香菇 25 克
	玉米面馒头：玉米粉 30 克，面粉 50 克
	蒸红薯：红薯 50 克
晚点	牛奶煮麦片：全脂牛奶 250 毫升，麦片 10 克

（2）产后合并贫血的乳母一日食谱举例见表 3-4，总能量 2230 千卡，其中，蛋白质占比 22.67%，脂肪占比 25.95%，碳水化合物占比 51.38%。

表 3-4

早餐	豆浆：豆浆 200 毫升
	芹菜猪肉包：猪肉 25 克，芹菜 50 克，面粉 75 克
	煮鸡蛋：鸡蛋 50 克
	拍黄瓜：黄瓜 300 克
早点	全麦面包：全麦面包 1 片（25 克）
	核桃：核桃仁 2 个（约 15 克）
	牛奶：全脂牛奶 200 毫升

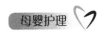

续表

午餐	米饭：粳米 50 克	
	蒸玉米棒：玉米 160 克	
	清蒸黄鱼：黄鱼 100 克	
	大白菜：大白菜 300 克，烹调油 15 克	
午点	蒸红薯：红薯 90 克	
	鲜桃：鲜桃 200 克	
晚餐	全麦馒头：标准粉 50 克，全麦面粉 25 克	
	牛肉片烩柿子椒：牛肉 50 克，柿子椒 100 克	
	千叶豆腐烧猪肝：千叶豆腐 50 克，猪肝 85 克	
晚点	牛奶燕麦粥：全脂牛奶 250 毫升，燕麦 25 克	

（3）产后合并糖尿病的乳母一日食谱举例见表 3-5，总能量 2147 千卡，其中，蛋白质占比 25.19%，脂肪占比 23.68%，碳水化合物占比 51.13%。

表 3-5

早餐	牛奶：脱脂牛奶 250 毫升
	全麦面包：全麦面包 2 片（50 克）
	煮鸡蛋：鸡蛋 50 克
早点	黄瓜一根：黄瓜 300 克
	核桃：核桃仁 2 个（约 15 克）
午餐	米饭：粳米 75 克
	清蒸黄鱼：黄鱼 200 克
	炒空心菜：空心菜 150 克，植物油 5 克
午点	圣女果：圣女果 4~6 个
	梨子 1 个：梨子 250 克
晚餐	大米杂粮饭：大米饭 50 克，绿豆 15 克，小米 30 克，糙米 10 克
	牛肉片烩柿子椒：牛肉 100 克，柿子椒 215 克，植物油 5 克
	芹菜豆腐干：豆腐干 50 克，芹菜 235 克，植物油 5 克
晚点	蒸玉米棒：鲜甜玉米棒（中个儿，带棒心）200 克
	牛奶：脱脂牛奶 250 毫升

备注：50 克=1 两。

第四节　卫生洗手（七步洗手法）

洗手是预防"病从口入"的重要环节。日常工作、生活中，人的手不断接触到被病毒、细菌污染的物品，如不及时正确洗手，手上的细菌、病毒可通过手和口、眼、鼻等黏膜的接触进入人体。勤洗手、正确洗手可切断感染传播途径，有效预防传染性疾病，维持自身健康。

目的

清除手部皮肤污垢和大部分细菌，切断通过手传播感染的途径。

操作前准备

1. 环境准备：室内整洁明亮。

2. 用物准备：洗手设施旁备干抽纸巾 1 包、洗手液 1 瓶、钟表（有秒针）1个、垃圾桶 1 个（置于洗手设施下方）。

3. 操作者准备：衣着整洁，长发扎起，取下手表和首饰，必要时修剪指甲。

步骤与方法

1. 打开水龙头，在流动水下将双手充分湿润。

2. 取适量洗手液，均匀涂抹于整个手掌、手背、手指和指缝。

3. 正确应用七步（内、外、夹、弓、大、立、腕）洗手法清洗双手，每步稍用力至少来回搓擦 5 次，整个过程不少于 15 秒。具体步骤如下所述。

第一步，（内）洗手掌：掌心相对，手指并拢相互揉搓（见图 3-3）。

第二步，（外）洗背侧指缝：手心对手背，指缝相互揉搓，双手交换进行（见图 3-4）。

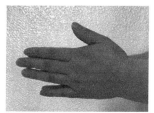

图 3-3

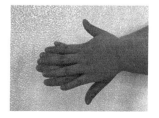

图 3-4

第三步，（夹）洗掌侧指缝：掌心相对，双手交叉沿指缝相互揉搓（见图3-5）。

第四步，（弓）洗指背：一只手弯曲各手指关节，半握拳把指背放在另一掌心旋转揉搓，双手交换进行（见图3-6）。

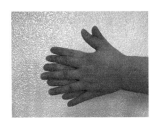 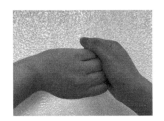

图 3-5   图 3-6

第五步，（大）洗拇指：一只手握另一只手大拇指旋转揉搓，双手交换进行（见图3-7）。

第六步，（立）洗指尖：弯曲各手指关节，把指尖合拢后放在另一手掌心处旋转揉搓，双手交换进行（见图3-8）。

第七步，（腕）洗手腕：一只手握另一只手手腕旋转揉搓，双手交换进行（见图3-9）。

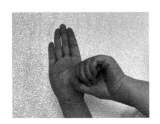 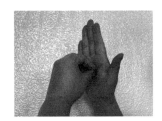 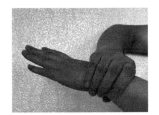

图 3-7   图 3-8   图 3-9

4. 冲洗并干燥双手。

（1）揉搓后双手下垂，打开水龙头，用流动水彻底冲净双手。

（2）关闭水龙头，防止手再次被污染。

（3）用干抽纸巾擦干双手。

----- ■■■■■ 注意事项 ■■■■■ -----

（1）整个揉搓双手的时间至少15秒钟，注意彻底清洗戴戒指、手表和其他装饰品的部位。

（2）各项护理操作前后要洗手。

（3）从服务对象污染部位移动到清洁部位时要洗手；更换服务对象时要洗手。

（4）饭前便后要洗手，外出回家要洗手。

（5）手部有可见污物时，应用洗手液或皂液和流动水洗手；无可见污物时可用免洗消毒液洗手。

第五节　床上擦浴

皮肤的清洁与护理有助于维持身体的完整性，使人体感到舒适、放松，预防感染和压疮。同时还可维护形象，促进康复。

目的

1. 去除皮肤污垢，保持皮肤清洁。

2. 促进舒适，增进健康。

3. 促进皮肤血液循环，增加皮肤排泄功能，预防感染及压疮发生。

操作前准备

1. 环境准备：关闭门窗，拉好窗帘（围帘），室内整洁、安静、光线柔和，避免对流风，根据气候调节室温，26～28℃为宜，相对湿度55%～65%为宜。

2. 用物准备。

（1）床旁放置：椅子或凳子1～2把、脸盆2个（内盛2/3量温热水）、75%酒精湿巾1包、垃圾桶1个（置于床下）。

（2）托盘内盛：毛巾3条（脸部、身躯、会阴部各1条）、大毛巾3条、大浴巾1～2条、干净衣裤各1套、水温计1个。

3. 操作者准备：衣着整洁，长发扎起，戴口罩，取下手表和首饰，修剪指甲（必要时），卫生洗手（七步洗手法）。

4. 产妇准备：着宽松、前开襟棉质单衣，仰卧位，盖被单。

步骤与方法

1. 与产妇沟通，告知操作目的，取得理解并配合。

2. 将托盘放置在床头柜上，用水温计测试脸盆内水温（38~42℃为宜），脸盆放置在椅子或凳子上，并移至床旁。

3. 操作者褪去被单（被褥），协助产妇移近自己，取舒适体位，注意保持身体平衡。

4. 擦洗眼、面、颈（每擦洗一个部位后更换一个清洁面）。

（1）将一条大毛巾铺在产妇枕上。

（2）擦洗眼部：用湿热毛巾擦洗产妇双眼（从内眦到外眦）（见图3-10）。

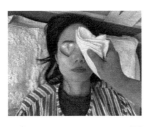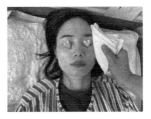

图 3-10

（3）擦洗面部及颈部：用湿热毛巾按顺序擦洗近侧前额→面颊→鼻翼→下颌→耳前后→颈脖；同法擦洗对侧（见图3-11）。

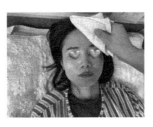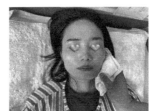

图 3-11

（4）擦洗唇周皮肤。

5. 擦洗双上肢和手（见图3-12）。

（1）协助产妇脱去上衣，用大浴巾遮盖保暖。

（2）将大浴巾一端向上反折铺于产妇近侧上肢下面。

（3）用湿热毛巾按顺序擦洗近侧上肢和手（①自颈外侧→肩→上臂外侧→前臂外侧→手背；②自腋窝→上臂内侧→前臂内侧→手掌及手指）。

（4）擦洗之后用干净大毛巾盖好，防受凉。

（5）按同样顺序和方法擦洗对侧上肢和手，遮盖保暖。

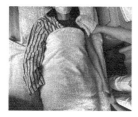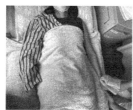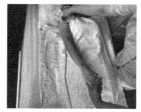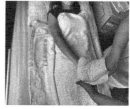

图 3-12

6. 擦洗胸部（见图 3-13）。

（1）将盖在产妇胸前的大浴巾向下折叠，暴露胸部。

（2）用湿热毛巾擦洗产妇胸部，从颈前开始向下至胸部（含侧胸壁），擦洗乳房时要做环形擦洗，必要时将乳房托起擦洗下方皱褶皮肤（避免用力揉搓乳头）。

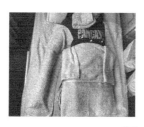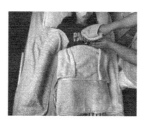

图 3-13

（3）擦洗后将浴巾盖好，以防受凉，注意保护产妇隐私。

7. 擦洗腹部（见图 3-14）。

（1）协助产妇将裤子褪至阴阜处，充分暴露腹部。

（2）用湿热毛巾擦洗腹部时，剖宫产者应避开腹部伤口处。

（3）擦洗后将浴巾盖好，以防受凉，注意保护产妇隐私。

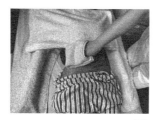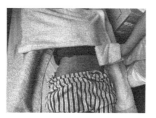

图 3-14

8. 擦洗背部（见图3-15）。

（1）协助产妇取侧卧位，背向操作者。

（2）用大浴巾纵向盖住躯干（包括肩部），将大毛巾纵向铺于背部身下。

（3）用湿热毛巾按顺序擦洗后颈部→背部→臀部，协助穿好清洁上衣。

（4）注意保暖及保护隐私。

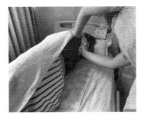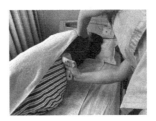

图3-15

9. 擦洗双下肢、足部（见图3-16）。

（1）协助产妇平躺。

（2）脱去裤子，用浴巾盖住会阴部及对侧下肢，身下铺大毛巾。

（3）用湿热毛巾按顺序擦洗近侧下肢及足部：腹股沟→大腿前侧→膝关节→小腿前侧→踝部→足前部，大腿后侧→腘窝→小腿后侧→足后跟→脚掌及脚趾。

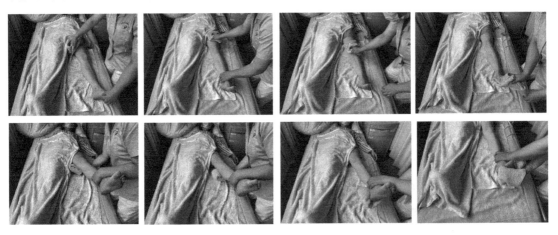

图3-16

（4）擦洗后及时穿同侧干净裤腿（见图3-17）。

（5）擦洗会阴部（见图3-18）（详见本章第六节 会阴擦洗）。

（6）擦洗对侧下肢及足部（顺序及方法同前），穿好干净裤子。

10. 安置好产妇休息（见图3-19）。

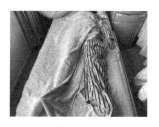
图 3-17

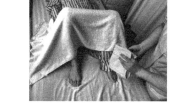
图 3-18

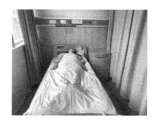
图 3-19

11. 整理床单及用物。

╭┄┄ ●●●● **注意事项** ●●●● ┄┄┄┄┄┄┄┄┄┄┄┄┄┄┄┄┄┄┄┄╮

  1. 动作敏捷、轻稳，减少翻动次数。

  2. 观察全身皮肤情况。

  3. 保暖及保护隐私。

  4. 注意保护伤口。

  5. 如有管道者应注意保护，避免折叠、受压、脱落等。

  6. 操作过程中必要时（水凉或水污）更换水，并测试水温。

  7. 操作过程中宜与产妇进行亲切有效的沟通，关注其感受。

╰┄┄┄┄┄┄┄┄┄┄┄┄┄┄┄┄┄┄┄┄┄┄┄┄┄┄┄┄┄┄┄┄┄┄┄┄╯

第六节　会 阴 擦 洗

通过会阴擦洗，护理者可以观察会阴伤口愈合情况及分泌物性质，能保持会阴部清洁并促进产妇舒适。

一、会阴擦洗（有伤口）

💗 目的

1. 保持产妇会阴部及肛门清洁。

2. 促进产妇舒适和会阴伤口愈合。

3. 预防生殖系统、泌尿系统的逆行感染。

操作前准备

1. 环境准备：关闭门窗，拉好窗帘（围帘），室内整洁、安静、光线柔和，避开对流风，根据气候调节室温至 26～28℃，相对湿度至 55%～65%。

2. 用物准备。

（1）垃圾桶 1 个（置于床下）。

（2）托盘内盛：0.5% 碘伏 1 瓶（100ml 原装瓶）、无菌医用大棉签 1～2 包、免洗手消毒液 1 瓶或 75% 酒精湿巾 1 包、大浴巾 1 条、一次性无菌手套 1 包、一次性垫巾 1～2 块、一次性产褥垫 1～2 块、卫生巾 1 包。

3. 操作者准备。

衣着整洁，长发扎起，戴口罩，取下手表和首饰，修剪指甲（必要时），卫生洗手（七步洗手法）。

4. 产妇准备。

仰卧位，盖被单（被褥）。

步骤与方法

1. 与产妇进行沟通，告知操作目的，取得理解并配合。

2. 备齐用物携至床旁，将托盘（盛放会阴擦洗用品）放至床边。

3. 协助产妇下床小便（排空膀胱）后扶其上床。

4. 操作者站在产妇右侧，协助其取仰卧位，将其近侧裤腿脱下，并用大浴巾遮盖保暖。

5. 嘱产妇两腿屈曲，分开暴露会阴，臀下垫一次性垫巾。

6. 操作者卫生洗手（也可用免洗消毒液洗手或 75% 酒精湿巾擦拭双手），戴无菌手套。

7. 操作者右手持医用大棉签蘸 0.5% 碘伏药液（见图 3-20）进行会阴擦洗。

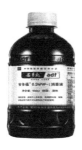
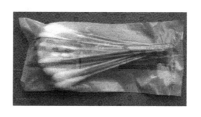

图 3-20

★ 注意隐私保护，一般擦洗 3 遍，顺序如下：

第 1 遍：由外向内，自上而下，先对侧后近侧，初步擦净会阴部的污垢、分泌物和血迹等。①阴阜；②大腿内上 1/3；③大阴唇→小阴唇；④尿道口；⑤阴道口；⑥会阴伤口；⑦会阴→肛门（见图 3-21）。

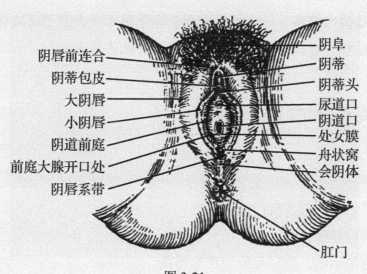

图 3-21

第 2 遍：由内向外，自上而下，先对侧后近侧。①会阴伤口；②尿道口；③阴道口；④小阴唇→大阴唇；⑤阴阜；⑥大腿内上 1/3；⑦会阴→肛门。

第 3 遍：顺序同第 2 遍。必要时可增加擦洗次数，直至擦净。

最后，用医用大棉签擦干（顺序同第 2 遍）。

8. 擦洗结束后，撤走产妇臀下一次性垫巾，必要时更换产褥垫，脱手套，弃于垃圾桶内。

9. 卫生洗手（或用 75% 酒精湿巾擦拭双手）。

10. 为产妇换上干净的卫生巾，穿好裤子，协助其取舒适体位，盖被单，整理床铺。

11. 整理用物，处理垃圾，卫生洗手。

------ 注意事项 ------

1. 每次会阴擦洗操作前后，均须卫生洗手。

2. 行会阴擦洗前，注意观察会阴部及会阴伤口周围有无渗血、红肿、硬结，以及伤口愈合情况；如有异常，及时报告家属，及时就医，并做好记录。

3. 严格无菌操作，动作轻稳，顺序清楚；擦洗一个部位更换一根碘伏棉签。

4. 保暖及保护隐私。

5. 医用大棉签一经开包，有效使用期限为 24 小时；消毒药液一经开瓶有效使用时限为 7 天。

6. 使用后的大棉签、一次性垫巾和手套等用后应丢弃于垃圾桶内。

7. 操作过程中与产妇亲切、有效沟通，关注其感受。

二、会阴擦洗（无伤口）

目的

1. 保持产妇会阴部及肛门清洁。

2. 促进产妇舒适。

3. 防止生殖系统、泌尿系统的逆行感染。

操作前准备

1. 环境准备：关闭门窗，拉好窗帘（围帘），室内整洁、安静、光线柔和，避开对流风，根据气候调节室温至 26～28℃，相对湿度至 55%～65%。

2. 用物准备。

（1）椅子或凳子 1 把、擦洗会阴专用盆 1 个（内盛 2/3 量的温热水）、专用小毛巾 1 块、大浴巾 1 块、一次性大号水杯 1 个（内盛 2/3 量的温热水）、垃圾桶 1 个（置于床下）。

（2）托盘内盛：医用大棉签 1 包、免洗手消毒液或 75% 酒精湿巾 1 包、水温计 1 个、一次性手套 1 包、一次性垫巾 1～2 块、卫生巾 1 包。

3. 操作者准备：衣着整洁，长发扎起，戴口罩，取下手表和首饰，修剪指甲（必要时），卫生洗手（七步洗手法）。

4. 产妇准备：仰卧位，盖被单（被褥）。

步骤与方法

1. 与产妇进行沟通，告知操作目的，取得理解并配合。

2. 备齐用物携至床旁，将托盘（盛放会阴擦洗用品）放至床边。

3. 协助产妇先下床小便（排空膀胱）后扶其上床。

4. 用水温计测试水杯及擦洗盆内水温（38～42℃），将擦洗盆及一次性水杯置于椅子或凳子上，并移至床边。

5. 操作者站在产妇右侧，协助其取仰卧位，将其近侧裤腿脱下，并用大浴巾遮盖保暖。

6. 嘱产妇两腿屈曲，分开暴露会阴，臀下垫一次性垫巾。

7. 操作者卫生洗手（或用 75% 酒精湿巾擦拭双手），戴一次性手套。

8. 擦洗会阴部，顺序及方法如下。

（1）用温湿小毛巾擦洗：由外向内，自上而下，先对侧后近侧。阴阜→大腿内上 1/3→大、小阴唇（注意皮肤皱褶处）。

（2）用医用大棉签擦洗：分开阴唇，暴露尿道口和阴道口，蘸一次性大号水杯中的温热水，自上而下，从会阴向肛门方向轻轻擦净小阴唇内侧、尿道口及阴道口，最后擦洗肛门。

（3）用医用大棉签擦干水渍。

9. 擦洗结束后，撤走产妇臀下一次性垫巾，必要时更换产褥垫，脱手套，弃于垃圾桶内。

10. 卫生洗手（或用 75% 酒精湿巾擦拭双手）。

11. 为产妇换上干净卫生巾，穿好裤子，协助取舒适体位，盖被单，整理床铺。

12. 整理用物，处理垃圾，卫生洗手。

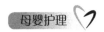

母婴护理

······ 注意事项 ······

（1）每次操作前后，操作者均需卫生洗手。

（2）擦洗动作轻稳，顺序清楚。

（3）保暖及保护隐私。

（4）用小毛巾擦洗时，每擦一部位更换一次毛巾的不同面；用医用大棉签擦洗时，每擦洗一处更换新的棉签。

（5）恶露排出期用医用大棉签清洁尿道口和阴道口，以减少感染。

（6）使用后的大棉签、一次性垫巾和手套等应用后丢弃于垃圾桶内。

（7）操作过程中与产妇亲切、有效沟通，关注其感受。

第七节　协助产妇翻身

正确的卧位对促进产妇舒适、康复，减轻不适症状，预防并发症及进行各种护理等均能起到良好效果。

目的

1. 协助不能起床的产妇更换体位，使其感觉舒适。

2. 避免发生下肢静脉血栓及压疮等并发症。

3. 促进排气、排便。

4. 便于背部皮肤护理，如更换床单等。

操作前准备

1. 环境准备：关闭门窗，室内整洁、安静、光线柔和，根据气候调节室温至22～24℃，相对湿度至55%～65%。

2. 用物准备：软枕3个。

3. 操作者准备：衣着整洁，长发扎起，取下手表和首饰，修剪指甲（必要时），卫生洗手（七步洗手法）。

4. 产妇准备：仰卧位，盖被单（被褥）。

步骤与方法

1. 与产妇沟通，告知操作目的，取得理解并配合。

2. 往近侧翻身方法。

（1）产妇取仰卧位，操作者站在产妇右侧（近侧）（见图3-22）。

（2）嘱产妇右手臂外展，左手放置下腹部护住伤口，防止翻身过程中伤口撕裂（见图3-23）。

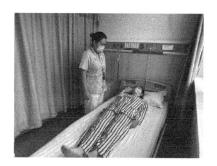

图 3-22

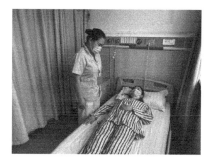

图 3-23

（3）右腿伸直，左腿屈膝（见图3-24）。

（4）操作者一只手托产妇的肩部，一只手托臀部（见图3-25）。

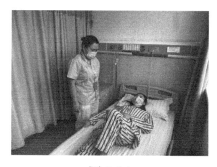

图 3-24

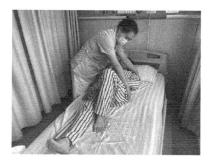

图 3-25

（5）操作者手部和腰部配合同时用力，轻轻将产妇拉向近侧更换为右侧卧位，使其面向操作者（见图3-26）。

（6）产妇两膝间、胸腹部、后背部可放置软枕，扩大支撑面，增加稳定性，使其感觉舒适与安全。

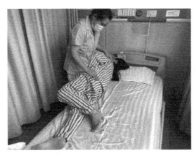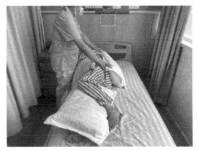

图 3-26

3. 往对侧翻身方法。

（1）产妇取仰卧位，操作者站在产妇右侧（近侧）。

（2）嘱产妇左手臂外展，右手放置下腹部护住伤口，防止翻身过程中伤口撕裂。

（3）左腿伸直，右腿屈膝。

（4）操作者一只手托产妇肩部，另一只手从其右腿膝盖下方穿过，置于对侧下肢上（见图 3-27）。

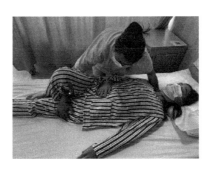

图 3-27

（5）操作者重心前移，手部和腰部配合同时用力，轻轻将产妇推向对侧，更换为左侧卧位，使其背向操作者（见图 3-28）。

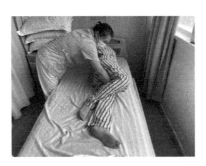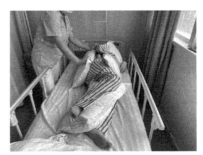

图 3-28

（6）产妇两膝间、胸腹部、后背部可放置软枕，扩大支撑面，增加稳定性，使其感到舒适与安全。

4. 安置好产妇休息，整理床单。

----- **注意事项** -----

（1）移动产妇时，动作应轻柔、协调一致，不可拖拽，以免擦伤皮肤。

（2）注意安全，防止坠床。

（3）如有管道者应注意保护，避免折叠、受压、脱落等。

（4）操作过程中与产妇亲切、有效沟通，关注其感受。

第八节　协助产妇下床

产妇血液处于高凝状态，容易发生血栓，多活动可以促进血液循环，防止血栓形成。产后及早下床活动有助于恶露排出，促进子宫复旧。还可促进肠蠕动，预防产后便秘，预防剖宫产术后肠粘连。

目的

1. 促进产妇血液循环，避免下肢产生静脉血栓。

2. 帮助子宫收缩，防止术后肠粘连、尿潴留等。

3. 利于肠道功能恢复，促进排气、排便。

操作前准备

1. 环境准备：关闭门窗，室内整洁、地面干燥、光线柔和，根据气候调节室温至 22～24℃，相对湿度至 55%～65%。

2. 用物准备：拖鞋 1 双（置于床边）。

3. 操作者准备：衣着整洁，长发扎起，取下手表和首饰，修剪指甲（必要时），卫生洗手（七步洗手法）。

4. 产妇准备：情况良好，穿好衣裤，仰卧位，盖被单（被褥）。

步骤与方法

1. 与产妇进行沟通，告知操作目的，取得理解并配合。

2. 协助产妇下床。

（1）操作者站在产妇近侧，摇高床头，协助产妇半坐卧位 1～2 分钟（见图 3-29）。

（2）由半坐卧位更换为侧卧位，双腿弯曲面对操作者，嘱产妇用上方的手护着腹部伤口处，下方的手肘支撑于床面（见图 3-30）。

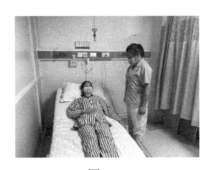
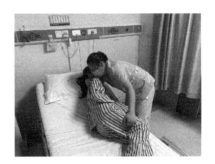

图 3-29

图 3-30

（3）协助产妇将头靠在操作者一侧肩膀上，用同侧手掌及手臂托在产妇的肩胛及上臂处，另一只手放在产妇的双膝弯曲处（见图 3-31）。

（4）双方配合同时用力，使产妇体位更换为坐床姿势；嘱产妇双脚垂在床边休息 1～2 分钟（见图 3-32）。

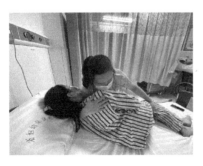
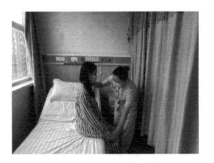

图 3-31

图 3-32

（5）操作者双手搀扶产妇慢慢下床，嘱其用手支撑床沿站立休息 1～2 分钟（见图 3-33）。

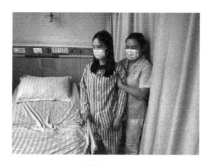

图 3-33

3. 产妇无不适便可搀扶其在室内稍微活动。

4. 安置好产妇，整理床单。

  •••••• **注意事项** ••••••

1. 动作轻柔、协调一致。

2. 关注并询问产妇有无不适感。

3. 下床活动应循序渐进，时间不宜太长，首次下床活动一般以 10 分钟为宜。

4. 剖宫产者注意保护伤口；如有管道者应注意保护，避免折叠、受压、脱落等。

5. 剖宫产术后 3~5 天产妇下床时，身边应有人陪护，以防发生跌倒、摔倒等意外。

第四章 0～3月婴儿护理

第一节 新生儿日常观察与护理

新生儿是指从脐带结扎到出生 28 天内（＜28 天）的婴儿。

一、新生儿的分类

（一）根据胎龄分类

（1）足月儿：37 周≤胎龄＜42 周；

（2）早产儿：胎龄＜37 周；

（3）过期产儿：胎龄≥42 周。

（二）根据出生体重分类

出生体重（BW）指出生 1 小时内称得的体重。

（1）正常出生体重儿：BW≥2500 克且 BW≤4000 克的新生儿；

（2）巨大儿：BW＞4000 克的新生儿；

（3）低出生体重儿：BW＜2500 克的新生儿，大多是早产儿；

（4）极低出生体重儿：BW＜1500 克的新生儿；

（5）超低出生体重儿：BW＜1000 克的新生儿。

（三）高危儿

高危儿指已发生或可能发生危重疾病而需要监护的新生儿。常见于以下情况。

（1）母亲疾病史：如孕母有糖尿病、感染、慢性心肺疾患、吸毒或酗酒史，母亲为 RH 阴性血型或过去有死胎、死产或性传播病史等。

（2）母亲妊娠史：孕期年龄>40 岁或<16 岁、孕期有阴道流血、妊娠高血压、先兆子痫或子痫、胎膜早破、胎盘早剥、前置胎盘等。

（3）异常分娩史：难产、手术产、急产、产程延长，分娩过程中使用镇静和止痛药物史等。

（4）新生儿异常：多胎儿、早产儿、小于胎龄儿、巨大儿、宫内感染、出生时窒息、先天畸形和遗传代谢性疾病等。

二、正常足月儿的特点

正常足月儿指胎龄≥37 周且<42 周，出生体重≥2500 克且≤4000 克，无畸形或疾病的活产婴儿。

（一）生理特点

1. 呼吸系统。

呼吸中枢发育不成熟，呼吸节律常不规则，呼吸频率较快，为 40~44 次/分，主要以腹式呼吸为主。

2. 循环系统。

心率快，波动大，通常为 90~160 次/分，睡眠时平均为 120 次/分，醒时增至 140~160 次/分，且易受啼哭、吸乳等因素影响而增快。

3. 消化系统。

（1）胃容量较小，呈水平位，贲门括约肌较松弛而幽门括约肌较发达，故易发生溢乳和呕吐。

（2）消化道可分泌除胰淀粉酶外的其他消化酶，因此不宜过早喂食淀粉类食物。

4. 泌尿系统。

（1）肾小球滤过率低，浓缩功能差，易发生水、电解质紊乱。

（2）女婴尿道短，且接近肛门，易发生细菌感染；而男婴尿道虽长但多有包茎、积垢也可引起泌尿系统感染。

（3）一般出生后 24 小时内开始排尿，少数在 48 小时内排尿。以后每日排尿可多达 20 次。出生前几日的尿液放置后可有褐色或红褐色沉淀，是由于尿中含尿酸盐较多所致。

5. 血液系统。

（1）新生儿出生时红细胞、白细胞计数较高，血红蛋白含量较高，随后逐渐下降至婴儿正常值。由于胎儿红细胞寿命较短、破坏较多，且生后红细胞生成素减少、婴儿生长发育迅速等原因，在 2～3 个月后血红蛋白值降至 100g/L 左右，出现轻度贫血，称为"生理性贫血"。

（2）由于胎儿肝脏维生素 K 储存量少，凝血因子活性低，易发生自然出血，故新生儿出生后需肌内注射维生素 K_1。

6. 神经系统。

（1）新生儿大脑皮质兴奋性低，睡眠时间长。

（2）出生时已具备原始的觅食反射、吸吮反射、握持反射、拥抱反射。正常情况下，上述反射生后数月自然消失；如反射数月后仍不消失，常提示有神经系统疾病或其他异常。

（3）新生儿视觉、听觉、味觉、触觉均有初步的发育，但痛觉、嗅觉相对较差。

（4）新生儿大脑对下级中枢抑制较弱，故常出现不自主和不协调的动作。

7. 体温调节。

（1）由于生后环境温度较宫内低，新生儿出生后 1 小时内体温可下降，如环境温度适中，体温会逐渐回升，并在 36～37℃波动。

（2）新生儿体温调节中枢发育不完善，皮下脂肪薄，体表面积相对较大，易散热。生后如不及时保暖可发生低体温、低氧、低血糖、代谢性酸中毒或寒冷损伤。如环境温度高、水分摄入少及散热不足，可使体温升高，发生脱水热。

8. 免疫系统。

新生儿免疫系统发育不成熟，易发生呼吸道、消化道感染，易患败血症、细菌性脑膜炎。

（二）新生儿几种常见的生理现象

1. 生理性体重下降。

（1）新生儿由于生后 2～4 天水分摄入少，但经皮肤及肺部排出的水分相对较多，以及胎粪排出，可观察到体重逐渐下降。

（2）体重下降范围一般不超过10%，约1周降至最低点，10天左右恢复到出生时体重。

2. 皮肤黏膜。

（1）新生儿出生时体表覆盖有一层灰白色乳酪状胎脂，具有保护皮肤、减少散热的作用。

（2）新生儿皮肤薄嫩，易受损伤发生感染。

（3）新生儿口腔两侧颊部各有一隆起的脂肪垫，俗称"螳螂嘴"，有利于吸吮。

（4）新生儿口腔上腭中线和齿龈部位，有黄白色、米粒大小的小颗粒，称上皮珠，俗称"马牙"，由上皮细胞堆积或黏液腺分泌物蓄积而形成，生后数周自然消失。护理时切勿将其挑破，以防感染。

3. 生理性黄疸。

新生儿肝功能发育不成熟，超过80%的正常新生儿出生后早期可出现肉眼可见的皮肤黄染。生理性黄疸的特点为：①一般情况良好；②足月儿黄疸多于生后2~3天出现，4~5天达高峰，5~7天消退，最迟不超过2周，早产儿黄疸可延迟到3~4周消退；③每日血清胆红素升高<5mg/L；④血清胆红素未达到相应日龄、胎龄及相应危险因素下的光疗干预标准。

4. 乳腺肿大及假月经。

（1）受母体雌激素、孕激素和催乳素的影响，新生儿出生后4~7天可出现乳腺肿胀，如蚕豆或核桃大小，部分可有乳汁分泌，2~3周后自然消失。切忌挤压，以免感染。

（2）部分女婴由于出生后来自母体的雌激素突然中断，生后5~7天阴道可流出少许血性分泌物，可持续1周，俗称"假月经"。

5. 粟粒疹。

新生儿出生后3周内，可在鼻尖、鼻翼、面颊部长出小米粒大小黄白色皮疹，系新生儿皮质腺功能未完全发育成熟所致，蜕皮后自然消退，不必处理。

6. 新生儿红斑。

新生儿出生后1~2天，在头部、躯干及四肢常出现大小不等的多形性斑丘疹，1~2周后自然消失。

三、正常足月新生儿的护理

1. 保暖。

（1）室温维持在 22～24℃，相对湿度 55%～65%。

（2）保暖时注意事项：①新生儿头部约占体表面积的 20%，头颅散热量大，因此可给新生儿戴上帽子。②体温低或体温不稳定的新生儿不宜沐浴。③使用热水袋时应注意避免烫伤。④保暖用品放置在母亲胸前时，注意避免产妇因疲劳熟睡而致新生儿口、鼻堵塞，导致窒息。⑤防止保暖过度引起"新生儿捂热综合征"。如宝宝出现面部潮红、后颈或手部有汗，伴烦躁、哭闹，或测体温高于 37℃，但未超过 38℃，可松开包被散热、适当减衣被或降低室温，30 分钟后复测。如体温下降则监测体温直到降至正常；如体温仍不下降，则考虑发热，应及时就医。

2. 呼吸。

（1）正常新生儿每分钟呼吸 40～44 次。

（2）由于新生儿呼吸中枢还不够健全，会出现呼吸节律不规则，有呼吸深浅交替或快慢不均的现象。

（3）如新生儿每分钟呼吸次数持续超过 60 次，往往提示有肺炎或心、脑血管疾病。如发现有口吐白沫、呼吸费力、呻吟、口唇或面色青紫（发绀）时，应及时就医。

（4）出现感冒咳嗽等症状时，不宜乱用抗生素和止咳药，应及时就医。

3. 喂养。

详见第五章第一节"母乳喂养相关知识"。

4. 溢奶或吐奶（呕吐）、呛奶。

溢奶或偶尔吐奶是新生儿的常见症状，除新生儿消化系统自身解剖和生理特点外，喂养不当是引起婴儿呕吐常见的原因。

1）预防。

（1）喂奶前做好预防。

① 检查尿布（纸尿裤）是否需要更换。

② 避免在婴儿哭闹剧烈时喂奶。

（2）喂奶时做好预防。

① 哺乳姿势：母亲身体条件允许时尽量将婴儿斜抱于怀中（婴儿上半身呈30°～45°）坐位喂养。

② 哺乳环境：安静，不可逗引婴儿笑闹，哭闹时暂停喂奶。

③ 哺乳速度：妈妈奶水多、流速快或射乳、婴儿来不及吞咽时，可用中指和食指呈剪刀状轻压乳晕以减缓奶液的流速，必要时暂停哺乳。

④ 人工喂养注意事项：奶液要充满奶嘴，避免吃奶时吞入空气；奶嘴开孔应适度，避免因开孔过大、奶液流速快致呛奶；奶量适当，不过度喂养。

（3）喂奶后做好预防。

① 拍嗝：拍背助打嗝，排出胃内多余空气。

② 体位：侧卧位观察 30 分钟以上（左侧卧位可减少胃食管反流），对于经常吐奶的宝宝床头宜比床尾高 30°左右，让其身体处于头高脚低的倾斜状态。

③ 避免大幅度晃动。

（4）其他：顺应宝宝的需求适量喂养，不要过度喂养。

2）呕吐观察要点。

呕吐观察要点有：呕吐的频率及量、呕吐物的颜色及性状、发生呕吐时的体位、与进食的关系、是否伴有其他异常情况（如异常哭闹、烦躁、嗜睡、喂养困难、拒奶、发热、腹胀、腹泻、便血、呻吟、抽搐等）、是否影响生长发育（体重、身长和头围增长）。

如呕吐频繁，呕吐物为黄绿色或咖啡色，或伴有其他异常情况，或生长发育受影响，应及时就医。

3）呕吐原因与护理。

① 喂养不当。如喂养时婴儿吞入大量空气、过量喂养、喂奶过急、喂奶后体位不当等均容易导致呕吐。注意喂养方式及姿势、奶后拍嗝、侧卧等。

② 胃黏膜刺激。包括羊水咽下、母血咽下、口服药物等。新生儿出生后早期呕吐最常见的原因就是羊水咽下，特点为生后即呕吐，进食后呕吐加重；呕吐物主要为羊水，经阴道分娩的也可带有血（经产道时吞咽的血液）；但大多数生后 1～2 天可自行消失，呕吐时一般状况良好，胎粪排出正常，不伴腹胀，无其他异常。故生后数小时内应让婴儿侧卧。

③ 消化功能失调。

a. 胎粪排出延迟：常伴有腹胀，给予通便处理后好转。

b. 胃食管反流：多于生后第 1 周即出现呕吐，多发生于进食后，有时在夜间或空腹时，严重者呕吐呈喷射状。可将婴儿头部一侧床头抬高30°左右，取左侧卧位。

c. 牛奶蛋白过敏：可伴有腹胀、腹泻、湿疹等表现。母乳喂养可降低过敏风险。

④ 肠道感染。可伴有腹胀、腹泻、发热、进食减少、精神萎靡等表现，应及时就医。

⑤ 呼吸道感染。因鼻塞、气促等原因，吃奶时换气不畅致呛咳、呕吐。应注意清理鼻腔分泌物，拍背排痰。

⑥ 先天性肥厚性幽门狭窄。一般生后 2~4 周起病，初起为溢奶，逐渐加重至喷射性呕吐，几乎每次喂奶后均吐，多于喂奶后半小时内即吐，呕吐物不含胆汁，吐后再次进奶正常。上腹部可见胃蠕动，可见或可触及幽门肿块，体重不增或下降。

⑦ 先天性食管闭锁、食管气管瘘。主要表现为生后即口吐泡沫，喂奶后立即呕吐，因奶汁吸入气道常伴有呼吸急促等表现。

⑧ 胃扭转、食管裂孔疝。多于生后早期即出现呕吐，一般不含胆汁，可引起体重不增。

⑨ 先天性巨结肠、先天性肠闭锁。主要表现为呕吐、腹胀、便秘或不排胎便等。

⑩ 其他。如中枢神经系统感染、代谢性疾病、坏死性小肠结肠炎等。

5. 皮肤护理。

（1）接触新生儿前要洗手，护理动作应轻柔，每日检查脐带、皮肤完整性及有无肛周脓肿等情况，预防损伤和感染。

（2）胎脂可保护新生儿皮肤，因此新生儿出生后不必急于将胎脂一次完全清理干净，没有吸收的胎脂可在之后的沐浴中去除，早产儿的胎脂更不宜太早去除。但皱褶处胎脂可刺激皮肤引起褶烂，对腋下、腹股沟、颈下等皱褶处积聚较多的黏稠胎脂要用绵柔巾蘸油轻轻擦去。

（3）正常足月新生儿出生后 4～6 小时且生命体征平稳即可开始沐浴，一般可每天沐浴 1 次，以保持皮肤清洁和促进血液循环。

（4）保持脐带残端清洁和干燥：一般生后 3～7 天残端脱落，脱落后如有黏液或渗血，推荐用碘伏消毒或重新结扎；如有化脓感染，除用过氧化氢溶液和碘伏消毒外，应在医生的指导下使用适当的抗生素。

（5）勤换尿布（纸尿裤），每次大便后用温水清洗臀部，待皮肤干燥后涂以护臀霜或鞣酸软膏保护皮肤，以防止尿布皮炎（红臀）的发生。

（6）口腔黏膜不宜常规擦洗，只需吃奶后擦净唇周奶渍，保持皮肤清洁。

（7）衣服宜宽大、质软、不用纽扣；应选择柔软、吸水性强、透气性好的尿布（纸尿裤）。

6. 大小便观察。

（1）大便的观察。

每次换尿布（纸尿裤）时观察有无大小便，记录大便次数、性状、颜色及量的变化，以了解消化道情况，并为某些疾病诊断治疗提供重要依据。

① 新生儿胎便，为深墨绿色、黏稠，无臭味。生后 24 小时内排出，2～3 天排完。生后 24 小时内仍不排大便者，应到医院检查是否是肛门闭锁或其他消化道畸形。

② 母乳喂养儿粪便，为黄色或金黄色，多为均匀膏状或带少许黄色粪便颗粒（较细小），或较稀薄、绿色，不臭，有酸味，平均每日 2～4 次。

③ 人工喂养儿粪便，为淡黄色或灰黄色，较干稠，大多成形，可混有白色乳凝块颗粒（较大），量多，较臭，每日 1～2 次，易发生便秘。

④ 混合喂养儿大便，与人工喂养儿大便相似，但较软、黄，大便性状介于②和③两者之间。

⑤ 异常大便。

a. 消化不良：大便次数增多，粪水分开，有较浓的臭味；蛋白质摄入过多时，大便有硬结块，粪臭味较浓；糖摄入过多时，因糖发酵产气，大便多呈泡沫水样，酸臭；脂肪摄入过多时，大便油亮发光。

b. 大便呈绿色稀水样，量少，次数多，要考虑是否因饥饿所致。

c. 大便呈灰白色，可能为胆道闭锁。

d. 大便次数增多，呈黄色水样或蛋花汤样，带有黏液或脓血，要考虑肠道感染；大便中见豆腐渣样细块时应考虑真菌性肠炎。

e. 便血：大便干硬带有鲜血，应查看有没有肛裂；大便呈果酱样黏液血便，伴有腹痛（有阵发性哭闹不安、屈膝缩腹、面色苍白等表现）、呕吐、腹部包块等，应考虑肠套叠、新生儿坏死性小肠结肠炎、牛奶蛋白过敏、新生儿出血症（维生素 K 缺乏）等。

★ 正常婴儿的大便性状、排便次数和规律因饮食情况、个体差异和月龄而不同。对于大便性状及次数异常者应加强观察和记录，必要时到医院就诊。

（2）小便的观察。

① 新生儿一般在出生后 24 小时内开始排尿，少数在 48 小时内排尿。如果出生后 48 小时无尿，应及时就医。

② 正常尿液为淡黄色、清亮。

③ 出生前几日的尿液放置后可有褐色或红褐色沉淀，主要是因为水分摄入不足致尿量明显减少、尿液浓缩，从而使尿里尿酸盐的含量增高所致。

第二节 计 划 免 疫

计划免疫是根据小儿的免疫特点和传染病发生的情况而制定的免疫程序，通过有计划地进行预防接种，达到预防、控制乃至消灭传染病的目的。

按照国家卫健委要求，婴儿必须在 1 岁内完成乙肝疫苗、卡介苗、脊灰灭活疫苗、百白破疫苗、麻腮风疫苗接种的基础免疫，详见免疫程序表（见表 4-1）。所列各疫苗剂次的接种年龄是指可以接种该剂次疫苗的最小年龄。达到相应剂次疫苗的接种年龄时，应尽早接种。正常情况下对胎龄＞37 周且出生体重在 2500克以上的婴儿，出生后 24 小时内应接种卡介苗和乙肝疫苗。

表 4-1

国家免疫规划疫苗儿童免疫程序表（2021 年版）

可预防疾病	疫苗种类	接种途径	剂量	英文缩写	接种年龄														
					出生时	1月	2月	3月	4月	5月	6月	8月	9月	18月	2岁	3岁	4岁	5岁	6岁
乙型病毒性肝炎	乙肝疫苗	肌内注射	10 或 20μg	HepB	1	2					3								
结核病¹	卡介苗	皮内注射	0.1ml	BCG	1														
脊髓灰质炎	脊灰灭活疫苗	肌内注射	0.5ml	IPV			1	2											
	脊灰减毒活疫苗	口服	1粒或2滴	bOPV					3								4		
百日咳、白喉、破伤风	百白破疫苗	肌内注射	0.5ml	DTaP				1	2	3				4					
	白破疫苗	肌内注射	0.5ml	DT															5
麻疹、风疹、流行性腮腺炎	麻腮风疫苗	皮下注射	0.5ml	MMR								1		2					
流行性乙型脑炎²	乙脑减毒活疫苗	皮下注射	0.5ml	JE-L								1			2				
	乙脑灭活疫苗	肌内注射	0.5ml	JE-I								1、2			3				4
流行性脑脊髓膜炎	A群流脑多糖疫苗	皮下注射	0.5ml	MPSV-A							1		2						
	A群C群流脑多糖疫苗	皮下注射	0.5ml	MPSV-AC												3			4
甲型病毒性肝炎³	甲肝减毒活疫苗	皮下注射	0.5 或 1.0ml	HepA-L										1					
	甲肝灭活疫苗	肌内注射	0.5ml	HepA-I										1	2				

注：1. 主要指结核性脑膜炎、粟粒性肺结核等。
2. 选择乙脑减毒活疫苗接种时，采用两剂次接种程序。选择乙脑灭活疫苗接种时，采用四剂次接种程序；乙脑灭活疫苗第1、2剂间隔7～10天。
3. 选择甲肝减毒活疫苗接种时，采用一剂次接种程序。选择甲肝灭活疫苗接种时，采用两剂次接种程序。

（一）卡介苗（预防结核病）

（1）接种时间：出生后 24 小时内接种。

（2）常见接种反应及注意事项：

① 通常在接种 2 周后，接种部位会出现红肿，中间逐渐软化，形成白色小脓疱，脓疱破溃后会有脓液流出形成溃疡。

② 接种部位有脓疱或溃烂时，不要挤压局部，也不必包扎，但局部要保持清洁及干燥，衣服不要穿得太紧。如有脓液流出，可用无菌棉签轻轻擦拭，平均 2～3 个月会自然愈合结痂，痂皮要等待自然脱落，不可手动抠除。

③ 如局部脓肿或溃疡直径超过 1 厘米，或超过 12 周未愈合的应及时就医。

④ 部分接种后可引起同侧腋下淋巴结或锁骨淋巴结肿大，多不超过 1 厘米，可热敷处理。随接种部位脓肿的愈合，肿大淋巴结也会自行消退。反应过强者淋巴结肿大明显，或肿大淋巴结软化形成脓疱，应及时就医。

⑤ 接种后还可出现一过性发热，多为轻度发热，1～2 天后可自行缓解，无须特殊处理；如发热体温过高或持续时间超过 48 小时，应及时就医。

（二）乙型肝炎疫苗

（1）接种时间：出生后 24 小时内接种第一剂，1月龄接种第二剂，6月龄接种第三剂。

（2）常见接种反应及注意事项：接种后很少有不良反应，个别婴儿可能出现接种部位轻度红肿、疼痛和低热症状。

（三）脊髓灰质炎灭活疫苗

（1）接种时间：出生后 2 月龄、3 月龄各接种 1 剂。

（2）常见接种反应及注意事项：可能注射部位会红肿、疼痛，极少数婴儿可能出现低热、恶心、呕吐、腹泻、皮疹等症状，多数可以不治而自愈。

第三节 定期健康检查

一、目的

定期的健康检查，可系统观察婴儿的生长发育、营养状况，以及早发现异常，进行早期干预，避免疾病的进一步发展，减轻伤残程度。

二、时间

1 岁以内婴儿应当在 1、3、6、8 和 12 个月时进行健康检查，有条件的地区和家庭建议 6 个月以内每月 1 次，7～12 个月每 2～3 个月 1 次，高危儿、体弱儿宜适当增加检查次数。1～3 岁每 6 个月 1 次，3 岁以上可以 1 年 1 次。

三、基本内容

1. 体格测量（体重、身长、头围等）及评价。
2. 全身各系统体格检查、发育评估、智商测查等。
3. 眼保健和视力检查：新生儿期 2 次，分别在新生儿家庭访视和满月健康管理时；婴儿期 4 次，分别在 3、6、8、12 月龄时。

（1）对于出生体重＜2000 克的低出生体重儿或出生胎龄＜32 周的早产儿，应当在生后 4～6 周或矫正胎龄 32 周，到具备条件的医疗机构进行眼底病变筛查，排除早产儿视网膜病变。

（2）早产儿视网膜病变（ROP）开始的高峰时间是在矫正胎龄 36～38 周，所以出院后的随访极为重要，直至 ROP 完全消退。

（3）所有高危新生儿都应按照儿童保健的时间定期进行眼病筛查。

4. 听力随访：

（1）听力筛查应在出院前进行，如未通过，应在出生后 42 天复查，仍不通过者应在 3 个月内到耳鼻喉科行脑干听觉诱发电位检查。

（2）有听力障碍的婴儿应在 6 个月前予以干预。

（3）听力筛查通过但有高危因素者，应定期跟踪随访（每年至少 1 次至 3 周岁）。

第四节　测量腋下体温

生命体征是体温（T）、脉搏（P）、呼吸（R）和血压（BP）的总称。

保持恒定的温度，是保证人体新陈代谢和生命活动正常进行的必要条件。正常人的体温是通过大脑体温调节中枢，使产热和散热保持动态平衡来维持相对恒定的。

一般测量口腔、直肠和腋下的温度，其中以测量直肠温度最接近人体温度。腋下温度正常值：36～37℃。

目的

1. 判断体温是否正常。

2. 动态监测体温变化。

操作前准备

1. 环境准备。

关闭门窗，室内整洁、安静、光线充足，根据气候调节室温至 26～28℃、相对湿度 55%～65%。

2. 用物准备。

（1）椅子1张、钟表（有秒针）1个、垃圾桶1个（置于操作台下）。

（2）托盘内盛：清洁体温计（有原装盒或套）1支、干抽纸巾1包、小毛巾1条、75%酒精棉片2~3片、笔1支、记录本1个。

3. 操作者准备。

衣着整洁，长发扎起，取下手表和首饰，修剪指甲（必要时），卫生洗手（七步洗手法）。

4. 婴儿准备。安静。

步骤与方法

1. 备齐用物携至婴儿身旁，检查体温计：（1）是否完好；（2）水银柱是否在35℃以下（将体温计水银端朝下，拇指和食指、中指握捏住另一端，手腕用力将水银柱甩至35℃以下）（见图4-1）。

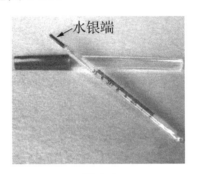

图 4-1

2. 操作者坐于椅上，将婴儿抱放在双腿上，解开其衣襟露出一侧腋窝，用小毛巾擦干腋窝汗液。

3. 将体温计水银端置于腋窝中央紧贴皮肤，将婴儿同侧手臂屈臂过胸夹紧。

4. 测量10分钟后取出，缓缓转动体温计读取度数。

5. 将体温计置于清洁纸巾上。

6. 给婴儿穿好衣服并安置其休息。

7. 用75%酒精棉片擦拭体温表2~3遍后，放回体温表套（盒）内保存。

8. 记录所测量体温的度数（正常腋温：36~37℃）。

9. 整理用物。

1. 操作中注意为婴儿保暖，避免着凉。

2. 由于体温易受环境、温度、运动、情绪紧张、进食等因素的影响，测温前若有以上情况，休息30分钟后再测量。

3. 腋下有汗液时一定要擦干。

4. 体温表切忌加温消毒或用热水冲洗。

5. 体温过高（>37.5℃）或过低（<36℃）时，应及时报告家长，做相应处理，做好记录，必要时就医。

6. 操作过程中应与婴儿进行温柔且有爱意的语言和眼神交流。

第五节 皮肤护理

正确护理皮肤不仅能保持皮肤的完整性，还能帮助皮肤对抗损伤。新生儿皮肤娇嫩脆弱，容易损伤、感染；护理人员更应学会正确的皮肤护理方法，保障皮肤卫生，促进健康。

一、沐浴

目的

1. 保持皮肤清洁、舒适，协助皮肤排泄和散热，预防感染。

2. 促进血液循环和四肢活动，增强体质。

3. 观察、评估婴儿全身情况。

操作前准备

1. 环境准备。

关闭门窗，室内整洁、明亮、安静，避开对流风，根据气候调节室温至26～28℃、相对湿度至55%～65%。

2. 用物准备。

（1）沐浴区：洗脸盆（专用洗头面部）1个、婴儿浴盆1个、小坐凳1张、小毛巾或纱布巾3~4条、婴儿洗发沐浴液（按压式）1瓶、水温计1个。

（2）更衣区：大浴巾3条、婴儿衣裤1套、纸尿裤1片、干抽纸巾1包、湿抽纸巾1包、衣筐1个、垃圾桶1个（置于操作台下），托盘内盛无菌医用棉签1包、0.5%碘伏1瓶或75%酒精1瓶（60毫升装）、爽身粉1瓶、粉扑1个。

3. 操作者准备。

衣着整洁，长发扎起，取下手表和首饰，修剪指甲（必要时），卫生洗手（七步洗手法）。

4. 婴儿准备。

喂奶后至少1小时、两餐奶之间，安静、清醒。

步骤与方法

（一）调配洗澡水

1. 将洗脸盆内和浴盆内放2/3量的热水，水温根据气候调配为38~42℃。

（1）燃气或电热水器直接按所需水温放水。

（2）人工调配洗澡水方法：

① 先往洗脸盆内和浴盆内放1/2冷水。

② 再加热水。

2. 无论采用哪种方法调配洗澡水，在沐浴前均应测试水温：先用水温计测试水温，再用前臂内侧皮肤感知水温（见图4-2）。

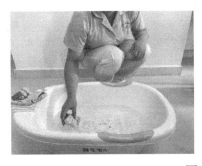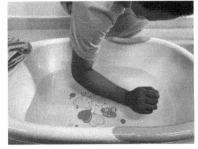

图4-2

（二）洗澡前准备

1. 将 3 条大浴巾呈菱形叠放于操作台上。

2. 抱婴儿平仰卧位于浴巾上，并温暖双手（见图 4-3）。

3. 脱去衣裤，保留纸尿裤。

4. 检查全身情况。

5. 用护肩式襁褓方法包裹上浴巾（见图 4-4）。

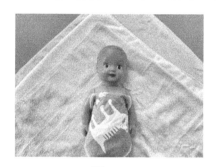 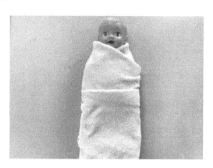

图 4-3   图 4-4

（三）给婴儿洗澡

1. 洗头面部。

操作者坐在小凳上，用左手前臂托住婴儿背部，左手掌托住头颈部，左腋下夹住其身体，移至洗脸盆边。将对折成 1/4 大小的小方巾（形成 5 个清洁面）用温水浸湿后拧至不滴水（见图 4-5）。

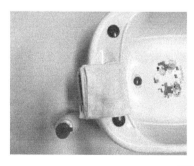 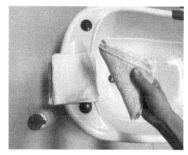

图 4-5

（1）洗眼：从内眦至外眦擦洗双眼（见图 4-6）。

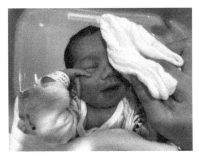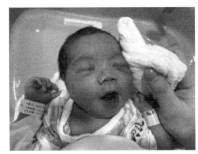

图 4-6

（2）洗脸。

① 擦洗一侧脸面（前额部→面颊→鼻翼→下颌→耳前后），同法擦洗另一侧脸面（注意耳后皮肤皱褶处）。（见图 4-7）

② 擦洗唇周皮肤。

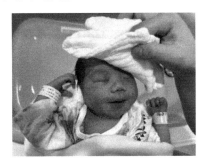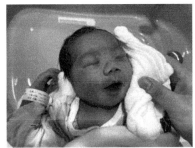

图 4-7

（3）洗头（见图 4-8）。

① 用左手拇指和中指将婴儿两耳垂向前盖住耳孔（婴儿头部过大时，洗哪侧就盖哪侧耳孔），以防止水进入耳道。

② 先用小毛巾将婴儿头发淋湿，再取少量浴液蘸热水搓匀抹于头上。

③ 洗净头部浴液。

④ 擦干水渍。

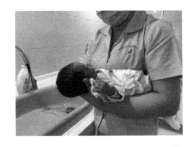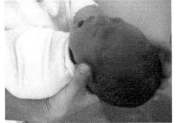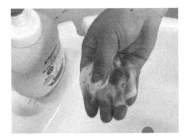

图 4-8

2. 洗身躯。

（1）解开纸尿裤，如有大便应先清洁。

（2）褪去裹在婴儿身上的浴巾，将其放入浴盆内（脐带残端未脱落前建议使用浴床）。（见图4-9）

> ★ 入浴盆姿势：操作者左前臂托住婴儿头颈部，左手握住左肩及腋窝处；右手托住大腿和臀部（入水后可先给宝宝做安抚）。（见图4-10）

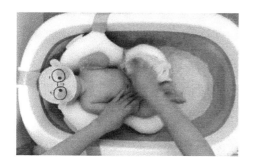 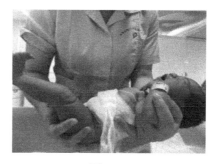

图4-9   图4-10

（3）入水后保持左手握持，右手用小毛巾带水洗湿婴儿躯干与四肢。

（4）挤少量浴液于手掌蘸热水搓匀。

（5）依次擦洗婴儿颈部、上肢（腋下、手指间）、躯干（胸、腹、背）、下肢（腹股沟、脚趾间）、会阴及臀部（注意洗净皮肤皱褶处）。

> ★ 洗背部：使用浴床时操作者将右手伸到其背部清洗；未使用浴床时用右手从婴儿前方握住婴儿左肩及腋窝处，使其头颈部俯于操作者右前臂（翻身时注意护住头颈部），用左手清洗（见图4-11）。

3. 洗毕。

将婴儿从水中以放入浴盆的方式抱至操作台上，迅速用干净大浴巾以类似护头式襁褓方法包裹婴儿全身，擦干水渍（注意皮肤皱褶处）；撤去湿浴巾，用干净干浴巾包裹婴儿（见图4-12）；用棉签清洁鼻孔。

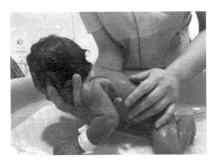

图 4-11

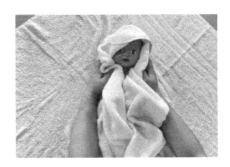

图 4-12

（四）皮肤护理

1. 脐部护理（详见本章节"新生儿脐部护理"）。

2. 必要时将爽身粉扑于婴儿颈部、腋下、腹股沟、腘窝等皮肤皱褶处，女婴注意遮盖会阴部。

3. 将护臀霜涂于婴儿肛周及臀部皮肤（详见本章节"臀部护理"）。

（五）穿上纸尿裤

（六）穿上衣服（详见本章第六节"给婴儿穿、脱衣裤"）

（七）安置好婴儿休息，整理用物

------ ●●●●● **注意事项** ●●●●● ------

1. 沐浴时间。

可选择在一天中的任何时间，最好在温度较高的时候进行。

2. 沐浴前。

（1）注意观察婴儿全身情况，皮肤有无黄疸、青紫、皮疹、破损、红肿等，脐部有无渗血、渗液、红肿、异味等，肢体活动有无异常。如有异常，应及时报告婴儿家长，必要时就医。

（2）人工调试热水时，应先放冷水，后放热水，并测试水温，避免烫伤。

（3）完善准备工作，沐浴过程中不可离开婴儿，以免发生意外。

3. 沐浴时。

（1）应注意勿使水流入其眼、鼻、耳、口里。

（2）动作要轻稳、敏捷，注意保暖，避免受凉及受伤。

（3）洗眼和洗脸时每抹洗一个部位更换一次干净的毛巾面，避免交叉感染。

（4）沐浴过程中注意观察婴儿面色、呼吸，如有异常，立即停止操作。

4. 沐浴后。

（1）扑爽身粉时要注意遮盖住眼、耳、口、鼻及会阴部。

（2）注意蘸干颈部、腋下、腹股沟、肘窝、腘窝、阴囊下方等皮肤皱褶处水分。

5. 不必每次沐浴均使用沐浴液，以免皮肤干燥。

6. 操作过程中应与婴儿进行温柔且有爱意的语言和眼神交流。

二、五官护理

目的

保持婴儿五官清洁，减少感染，使之舒适。

操作前准备

1. 环境准备。

室内整洁、安静、光线充足，根据气候调节室温至22~24℃，相对湿度至55%~65%。

2. 用物准备。

（1）大浴巾1条、专用脸盆1个（内盛2/3量的温水）、小毛巾或纱布巾1条、垃圾桶1个（置于操作台下）。

（2）托盘内盛：无菌医用棉球或医用棉签1包、无菌生理盐水1瓶、一次性水杯1个（内盛2/3量温开水）。

3. 操作者准备。

衣着整洁，长发扎起，取下手表和首饰，修剪指甲（必要时），卫生洗手（七步洗手法）。

4. 婴儿准备。

安静。

🖐 **步骤与方法**

（一）准备操作场地

1. 将大浴巾平铺于操作台上。

2. 用水温计测试水杯及脸盆中的水温（38～40℃）。

3. 抱婴儿平仰卧位于浴巾上。

4. 温暖双手。

（二）眼部护理

1. 眼部无分泌物（见图 4-13）。

（1）小毛巾浸入装有温水的婴儿专用脸盆内。

（2）浸湿后的小毛巾拧至不滴水后对折成 1/4 大小，形成 5 个清洁面。

（3）操作者一只手固定婴儿头部，另一只手用温湿小毛巾从一侧眼的内眦至外眦轻轻擦洗，动作轻柔。

（4）每擦拭一只眼应更换一个干净的毛巾面，避免交叉感染。

（5）采用同样方法护理另一只眼。

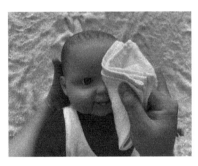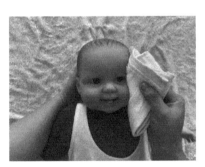

图 4-13

2. 眼部有分泌物（见图 4-14）。

（1）操作者左手固定婴儿头部，右手用无菌医用棉球或棉签蘸无菌生理盐水，去掉多余水渍后，从一侧眼的内眦至外眦轻轻擦拭，动作轻柔。

> ★ 手持棉签中前部（不可距棉签头过近或过远），平行于眼部横向擦拭。

（2）每擦拭完一只眼后将用过的棉球或棉签丢弃，换新后继续擦拭，避免交叉感染。

（3）同法护理另一只眼。

（4）根据医嘱给婴儿滴眼药水或涂眼药膏。

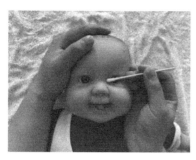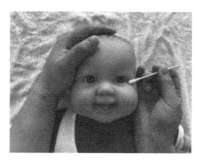

图 4-14

（三）鼻部护理（见图 4-15）

1. 有湿性软鼻痂。

（1）左手固定婴儿头部，右手取一根清洁棉签蘸水杯中的温水，棉签头伸入一侧鼻孔（不宜过深），一边缓慢旋转一边退出鼻孔，把分泌物带出，动作轻柔。

（2）另取一根清洁棉签蘸温水，去掉多余水渍后轻柔地将鼻孔擦拭干净。

（3）同法护理另一侧鼻孔。

2. 有干性鼻痂。

取一根清洁棉签在水杯中的温水中浸湿后，滴 1~2 滴清水至婴儿鼻腔，待 1~2 分钟鼻痂湿润变软后，再用上述方法护理。

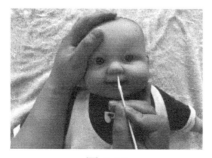

图 4-15

（四）口腔护理

1. 正常情况下不必常规清洁口腔，只需吃奶后擦净唇周奶渍，保持皮肤黏膜干净清爽即可。

2. 有鹅口疮或口腔炎症等时需在医务人员的指导下进行口腔护理。

（五）耳部护理

1. 小毛巾浸入装有温水的婴儿专用脸盆内。

2. 将浸湿后的小方巾拧至不滴水后对折成 1/4 大小，形成 5 个清洁面。

3. 将婴儿头侧向一边并用手固定，另一只手用温湿小毛巾轻柔擦拭耳朵的正面、背面及周围皮肤，动作轻柔（见图 4-16）。

4. 每擦拭一个部位应更换一个干净的毛巾面，避免交叉感染。

5. 取一根清洁棉签蘸水杯中的温水，去掉多余水渍后轻柔旋转擦拭外耳道，注意棉签不可伸入耳道过深（见图 4-17）。

6. 同法护理另一侧耳部。

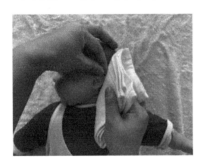
图 4-16

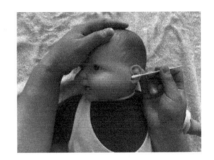
图 4-17

●●●●● 注意事项 ●●●●●

1. 眼部护理时，操作者不可用手直接接触婴儿眼睛，以免感染。

2. 眼部分泌物过多或眼部红肿时，报告家长，做好记录，及时就医。

3. 擦拭鼻孔和外耳道时，棉签不可伸入过深，以免造成损伤。

4. 清洁耳部时注意不要让水进入内耳，以免引起炎症。

5. 婴儿哭闹、不配合时应暂停操作，安抚后再继续，或在婴儿睡眠时操作。

6. 操作前应将所需用物备全放置在操作台上，操作过程中切忌将婴儿单独留在操作台上，防止发生坠落等意外。

7. 操作过程中与婴儿进行温柔且有爱意的语言和眼神交流。

三、新生儿脐部护理

正常情况下脐带残端脱落的时间为出生后 3～7 天；由于护理及个体因素，部分新生儿可能需要更长时间。在脐带残端脱落前，对脐部进行恰当的护理，对预防脐部感染非常必要。

目的

保持脐部清洁与干燥，防止脐部感染。

操作前准备

1. 环境准备。

关闭门窗，室内整洁、明亮、安静，避开对流风，根据气候调节室温至 26～28℃，相对湿度至 55%～65%。

2. 用物准备。

（1）大浴巾 1 条、纸尿裤 1 片、免洗手消毒液 1 瓶或 75%酒精湿巾 1 包、垃圾桶 1 个（置于操作台下）。

（2）托盘内盛：0.5%碘伏 1 瓶或 75%酒精 1 瓶（60 毫升装）、无菌医用棉签 1 包。

3. 操作者准备。

衣着整洁，长发扎起，戴口罩，取下手表和首饰，修剪指甲（必要时），卫生洗手（七步洗手法）。

4. 婴儿准备。

安静。

步骤与方法

1. 将大浴巾平铺于操作台上。

2. 抱新生儿平仰卧位于浴巾上。

3. 暴露脐部并查看有无红肿、渗血、渗液、异常气味等。

4. 用免洗手消毒液卫生洗手（或 75%酒精湿巾擦拭双手）。

5. 温暖双手。

6. 脐部消毒方法。

（1）脐带残端未脱落的消毒方法（见图4-18）。

① 用一只手的拇指与食指将脐带线或脐带夹轻轻提起，充分暴露脐带根部与脐窝。

② 另一只手取无菌医用棉签蘸干沐浴后脐窝中残余的水渍。

③ 另取1根无菌医用棉签蘸消毒液，从脐根部由内向外顺时针螺旋状消毒脐带残端与脐窝，擦拭时旋转棉签，动作轻柔。

④ 更换无菌医用棉签再次按上述方法消毒，直至将脐部擦拭干净。

⑤ 用无菌医用干棉签擦干残余消毒液。

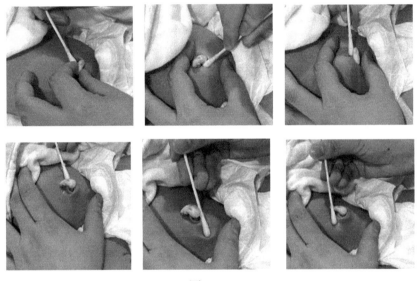

图 4-18

（2）脐带残端已脱落的消毒方法。

① 以一只手拇指与食指撑开新生儿脐部与皮肤皱褶处。

② 另一只手取无菌医用棉签蘸干沐浴后脐窝中残余的水渍。

③ 另取1根无菌医用棉签蘸消毒液，由内向外顺时针螺旋状消毒脐窝及脐周皮肤，擦拭时旋转棉签，动作轻柔。

④ 更换无菌医用棉签再次按上述方法消毒，直至将脐部擦洗干净。

⑤ 用无菌医用干棉签擦干残余消毒液。

7. 一般情况下脐部不宜包裹或覆盖物品，保持干燥使脐带易于脱落。

8. 安置好新生儿，整理用物。

▒▒▒▒ **注意事项** ▒▒▒▒

1. 脐带残端脱落前，注意保持脐部的干燥与清洁，每天洗澡后常规消毒脐部，视情况每日 1~2 次（必要时增加次数）。

2. 脐带残端快脱落前，勿强行剥落，以免造成局部损伤与出血。

3. 尿布（纸尿裤）勿遮盖脐部，以免大、小便污染脐部。

4. 发现脐部有红肿、渗血、渗液、异常气味等应报告家长，做好记录，及时就医。

5. 无菌医用棉签一经开包后，其有效期为 24 小时；皮肤消毒液一经开瓶后，其有效期为 7 天（使用前应查看）。

6. 注意无菌操作，每根棉签仅使用一次，切不可一根棉签来回擦拭。

7. 操作前将所需用物备全并置于操作台上，操作过程中切忌将婴儿单独留在操作台上，防止发生坠落等意外。

8. 操作过程中与新生儿进行温柔且有爱意的语言和眼神交流。

四、臀部护理

🫧 目的

保持臀部清洁、干爽、舒适，防止尿液及粪便对皮肤的刺激，预防尿布皮炎（红臀）的发生或使原有的尿布皮炎逐步痊愈。

💧 操作前准备

1. 环境准备。

关闭门窗，室内整洁、明亮、安静，避开对流风，根据气候调节室温至26~28℃，相对湿度至 55%~65%。

2. 用物准备。

（1）专用洗臀盆 1 个（内盛 2/3 量的温水）、专用洗臀小毛巾或纱布巾 2 条、大浴巾 1 条、婴儿衣裤 1 套、纸尿裤 1 片、垃圾桶 1 个（放置于操作台下）。

（2）托盘内盛：无菌医用棉签 1 包、婴儿护臀霜或膏 1 支（盒）、柔软的干抽纸巾 1 包、湿抽纸巾 1 包。

3. 操作者准备。

衣着整洁，长发扎起，取下手表和首饰，修剪指甲（必要时），卫生洗手（七步洗手法）。

4. 婴儿准备。安静。

步骤与方法

1. 将大浴巾平铺于操作台上。

2. 抱婴儿平仰卧位于浴巾上。

3. 温暖双手。

4. 暴露其下半身，查看臀部状况。

5. 清洁婴儿臀部的方法。

（1）温水擦洗。

① 水温计测试盆中的水温（38～42℃），将洗臀小毛巾浸入温水中。

② 将婴儿抱起移至水盆上方，操作者一只手握住婴儿两脚轻轻提起，另一只手持小毛巾按从前往后、由内向外、从上到下、先对侧后近侧的顺序依次擦洗：下腹部→外阴部→腹股沟→臀部→肛门周围。

（2）湿纸巾擦洗。

① 一只手轻提婴儿双脚。

② 另一只手按从前往后、由内向外、从上到下、先对侧后近侧的顺序依次擦洗：下腹部→外阴部→腹股沟→臀部→肛门周围。

★ 擦洗女婴外阴部时应从会阴向肛门方向，以防感染；擦洗男婴外阴部时应用手指轻轻托起阴茎与阴囊再清洁，注意阴囊下方皮肤皱褶处（见图4-19）。

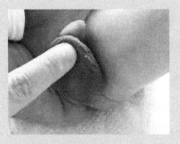

图 4-19

6. 使用干净的小毛巾或柔软干纸巾由上往下蘸干臀部皮肤水渍，特别注意腹股沟、男婴阴囊下方、女婴会阴等皮肤皱褶处。

7. 涂护臀霜或膏。

（1）操作者先拿 2～3 根无菌医用棉签沾取适量护臀霜或膏。

（2）一只手轻提婴儿双脚，另一只手将护臀霜或膏均匀涂抹在其臀部上。

（3）涂抹顺序：下腹部→外阴部四周→腹股沟→臀部→肛门周围。

> ★ 注意男婴阴茎后面及阴囊下方的皮肤皱褶处。

8. 尿布皮炎的护理。

清洁臀部后在不受凉的情况下，可尽量暴露臀部皮肤于空气中或阳光下，使局部皮肤干燥，再遵医嘱涂药。

9. 穿上纸尿裤，穿好裤子。

10. 安置好婴儿，整理用物。

注意事项

1. 大便后要及时清洗臀部，勤换尿布（纸尿裤），保持皮肤清洁干爽、预防红臀（尿布皮炎）。

2. 注意保暖，室温适宜，减少暴露。

3. 防烫伤，注意水温，先放冷水后放热水。

4. 擦洗时动作轻柔，防擦伤。

5. 尽量避开喂奶后半小时内操作，以免溢奶或吐奶。

6. 操作前应将所需用物备全，操作过程中切忌将婴儿单独留在操作台上，防止发生坠落等意外。

7. 操作过程中应与婴儿进行温柔且有爱意的语言和眼神交流。

五、更换纸尿裤

目的

保持臀部清洁、干燥、舒适，防止尿液及粪便对皮肤的刺激，预防尿布皮炎

（红臀）的发生。

操作前准备

1. 环境准备。

关闭门窗，室内整洁、明亮、安静，避开对流风，根据气候调节室温至26～28℃，相对湿度至55%～65%。

2. 用物准备。

（1）大浴巾1条、婴儿衣裤1套、纸尿裤1～2片、垃圾桶1个（置于操作台下）。

（2）托盘内盛：无菌医用棉签1包、婴儿护臀霜或膏1支（盒）、柔软的干抽纸巾1包、湿抽纸巾1包、75%酒精湿纸巾1包。

3. 操作者准备。

衣着整洁，长发扎起，取下手表和首饰，修剪指甲（必要时），卫生洗手（七步洗手法）。

4. 婴儿准备。

喂奶前或喂奶后半小时以上。

步骤与方法

1. 将大浴巾平铺于操作台上。

2. 抱婴儿平仰卧位于浴巾上。

3. 温暖双手。

4. 脱去婴儿裤子，再脱下脏纸尿裤，暴露下半身，查看臀部状况。

5. 脱脏纸尿裤的方法。

（1）将纸尿裤两侧的粘贴带拉开，直接粘在脏纸尿裤上。

（2）一只手轻提婴儿双脚（拇指和中指握住两只脚踝，食指放在双踝之间）略抬臀部。

（3）另一只手用纸尿裤的干净面从前往后擦去腹股沟、会阴、臀部等处污物。

（4）将纸尿裤污面向内对折，垫于婴儿臀部下方。

6. 清洁臀部，蘸干水分，涂抹护臀霜（详见本章节"臀部护理"）。

7. 将撤下的脏纸尿裤污面在内折卷后丢入垃圾桶。

8. 换干净纸尿裤的方法。

（1）取 75% 酒精湿纸巾擦拭双手。

（2）铺展开纸尿裤，有粘贴片的一面置于婴儿身体下方。

（3）一只手轻提婴儿双脚（拇指和中指握住两只脚踝，食指放在双踝之间）略抬臀部。

（4）另一只手迅速将展平后的纸尿裤上缘对齐婴儿腰部垫在臀下，再放下婴儿双腿（见图 4-20）。

（5）穿好纸尿裤，粘贴片贴紧纸尿裤两端（见图 4-21）。

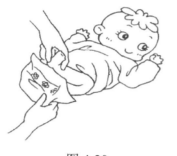
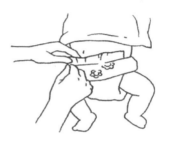

图 4-20   图 4-21

（6）将食指伸入纸尿裤上端，试松紧是否合适（腹壁和纸尿裤之间能容纳一根手指）。

（7）用双手两指沿腹股沟伸向纸尿裤内侧将纸尿裤防漏隔边向外拉展，以防侧漏（见图 4-22）。

（8）将纸尿裤上端向外反折，避免盖住脐部，以防脐部感染。（见图 4-23）

9. 给婴儿穿上裤子，安置休息，整理用物。

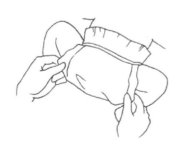
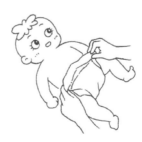

图 4-22   图 4-23

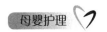

1. 给婴儿穿的纸尿裤应选择与其体重及身型特点相符、透气性好、吸水性强的正规产品。

2. 注意保暖。

3. 男婴要将阴茎伏向下方，避免尿液从纸尿裤上方漏出。

4. 注意观察臀部情况，如有异常及时报告家长，做好记录，必要时就医。

5. 每次喂奶之前应先检查并更换干净的纸尿裤，之后更换易引起溢奶、呕吐。

6. 操作前应将所需用物备全放置在操作台上，操作过程中切忌将婴儿单独留在操作台上，防止发生坠落等意外。

7. 操作过程中应与婴儿进行温柔且有爱意的语言和眼神交流。

第六节　给婴儿穿、脱衣裤

为婴儿穿衣、脱衣看似简单，但新生儿身体娇嫩，如操作不当可能使宝宝受伤。所以新手爸妈及护理者应学习并掌握给婴儿穿、脱衣裤的技巧，轻松安全地给宝宝更换衣物。

目的

1. 掌握穿、脱衣裤技巧，避免操作不当使婴儿受伤。

2. 更换清洁衣物，使婴儿舒适、安静。

操作前准备

1. 环境准备。

关闭门窗，室内整洁、安静、光线柔和，避开对流风，根据气候调节室温至26～28℃，相对湿度至55%～65%。

2. 用物准备。

大浴巾1条、婴儿衣裤1套、纸尿裤1片、干抽纸巾1包、湿抽纸巾1包、衣筐及垃圾桶各 1 个（置于操作台下）。

3. 操作者准备。

衣着整洁、长发扎起，取下手表和首饰，修剪指甲（必要时），卫生洗手（七步洗手法）。

步骤与方法

1. 大浴巾平铺于操作台上。

2. 抱婴儿平仰卧位于浴巾上。

3. 温暖双手。

4. 给婴儿脱衣裤。

（1）脱裤。

① 解开裤带，用双手将婴儿的裤头往下拉至大腿处（见图 4-24）。

② 左手从裤头伸入婴儿左侧裤腿内握住其膝部，右手往下拉褪裤腿（见图 4-25）。

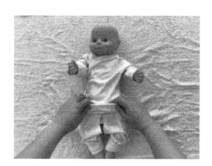 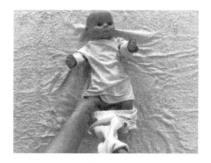

图 4-24　　　　　　　　　　　　　图 4-25

③ 同法脱去右侧裤腿。

④ 将脱下的脏裤子放于衣筐内。

（2）脱衣。

① 把婴儿上衣的衣带解开，将衣领拉至肩下。

② 左手从衣领口伸入婴儿左侧衣袖内握住其肘部，右手向上拉褪衣袖（见图 4-26）。

③ 同法脱去右侧衣袖。

④ 将脱下的脏衣服放于衣筐内。

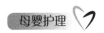

5. 给婴儿穿衣裤。

（1）穿衣。

① 将婴儿上衣平放在操作台面上，抱婴儿平躺在衣服上，衣领齐肩。

② 左手握住婴儿左手的腕部使其向胸前屈肘。

③ 右手伸入左袖口内，用大拇指、食指、中指 3 个手指接握住婴儿的手腕部，将婴儿的手指全部握在手中，左手向上拉衣袖露出小手（见图 4-27）。

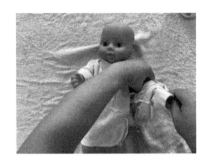

图 4-26

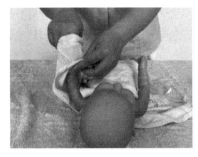

图 4-27

④ 同样的方法穿好对侧衣袖。

⑤ 系好衣服的衣带，并整理衣服。

（2）穿裤。

① 将一侧裤腿缩至裤腿口端，并往婴儿一侧脚套上。

② 一只手从裤腿口端处伸入握住婴儿脚踝部，并用大拇指按压住裤腿口边，另一只手将裤腿向上拉至大腿处（见图 4-28）。

③ 同样的方法穿好对侧裤腿。

④ 双手握住裤腰端（以婴儿裤前缝为中线），向上提拉至腰部，系好裤腰带。

6. 整理好婴儿衣裤。

7. 安置好婴儿休息，整理用物。

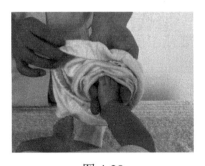

图 4-28

●●●●● 注意事项 ●●●●●

1. 根据气候变化，合理安排及增减婴儿衣物。

2. 衣服选择宽松、柔软、舒适的纯棉，忌化纤类。

3. 更衣过程中注意保暖，避免着凉。

4. 动作轻柔，勿强行拖拽婴儿肢体。

5. 观察婴儿全身皮肤状况及肢体活动情况，如有异常及时报告家长，及时就医，并做好记录。

6. 操作前将用物备全置于操作台上，操作过程中切忌将婴儿单独留在操作台上，防止发生坠落等意外。

7. 操作过程中和穿好衣裤后应与婴儿进行温柔且有爱意的语言和眼神交流。

第七节　正确抱0~3月婴儿

新生儿头相对较重，颈椎发育不完善，颈部肌肉力量不够。一般新生儿只能稍稍抬头片刻，3个月内的宝宝不能较长时间支撑头的重量。对于新手爸妈来说，抱孩子是一门需要学习的功课。做好关键部位保护，动作轻柔，才能轻松抱好宝宝。

目的

1. 指导新手爸妈掌握正确抱0~3月婴儿的姿势及方法。

2. 确保婴儿安全、舒适。

操作前准备

1. 环境准备。

室内整洁、安静、光线柔和，根据气候调节室温至 22~24℃，相对湿度至55%~65%。

2. 用物准备。

已铺好的婴儿床 1 张、婴儿被单或大浴巾 1 条、椅子 1 张、软枕或靠枕 1 个。

3. 操作者准备。

衣着整洁、长发扎起，取下手表和首饰，修剪指甲（必要时），卫生洗手（七步洗手法）。

4. 婴儿准备。平仰卧位。

步骤与方法

1. 摇篮式抱婴姿势（见图 4-29）。

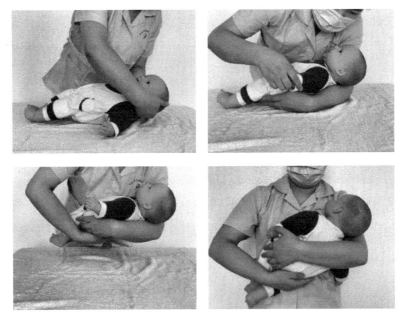

图 4-29

操作要领：

（1）操作者俯身，双手轻轻托起婴儿头部。

（2）伸出一条手臂让婴儿的头颈部枕在操作者肘窝处，手臂顺势托扶住婴儿背部，手掌托扶住婴儿外侧臀部和髋部，婴儿下方的手置于操作者腋下。

（3）另一只手托扶住婴儿臀部。

（4）用腰部和手部力量配合轻轻托起婴儿身体。

2. 横抱式抱婴姿势（见图4-30）。

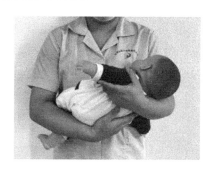

图 4-30

操作要领：

（1）操作者俯身，双手轻轻托起婴儿头部。

（2）操作者伸出一条手臂让婴儿的头颈肩枕在自己的前臂上，手抓握住婴儿外侧手臂，婴儿下方的手置于操作者腋下。

（3）用另一只手托扶起婴儿臀部和腰背部。

（4）用腰部和手部力量配合轻轻托起婴儿身体。

3. 竖抱式抱婴姿势（见图4-31）。

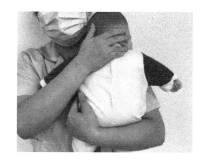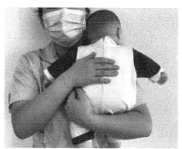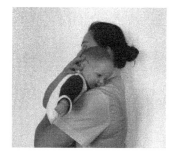

图 4-31

本姿势适用于给0～3个月婴儿拍嗝时。

操作要领：

（1）操作者俯身，用一只手掌（五指张开）托扶住婴儿的头颈肩，手前臂托扶住其背部。

（2）用另一只手托扶住婴儿的臀部。

（3）操作者胸部贴向婴儿，同时用腰和手部力量配合轻轻托起婴儿身体。

（4）操作者用身体支撑起婴儿，婴儿头部靠在操作者肩上（下颌在肩以上），身体自然舒展伏于操作者胸部。

4. 把婴儿置于床上（见图 4-32）。

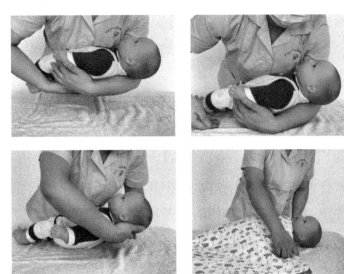

图 4-32

操作要领：

（1）将婴儿抱至已铺好的婴儿床边。

（2）弯腰，先放下婴儿的臀部，再放下头部。

（3）用从臀下轻轻抽出的手稍抬起婴儿头部，使托婴儿身体的另一只胳膊可抽出。

（4）调整婴儿睡姿，盖好被单，动作轻柔。

5. 整理用物。

======= 注意事项 =======

1. 动作要轻柔。

2. 注意护住婴儿头颈。

3. 抱婴时要注视婴儿的眼睛，进行温柔有爱意的语言和眼神交流，以增进亲子感情，增加安全感。

4. 竖抱时操作者身体尽量向后仰，给婴儿身体支撑，以保护其脊柱。

5. 抱起婴儿时先托头颈部，再托起臀部；放下时先放臀部，再放头部。

第八节　给0~3月婴儿拍嗝

婴儿消化功能未发育成熟，需要在喂养后予以拍嗝，帮助胃内空气排出。

目的

1. 帮助婴儿排出吃奶时吞入胃里的空气，避免吐奶。
2. 使婴儿舒适、安静。

操作前准备

1. 环境准备。

室内整洁、安静、光线柔和,根据气候调整室温至22~24℃,相对湿度至55%~65%。

2. 用物准备。

（1）备好操作台，托盘内盛：干抽纸巾1包、湿抽纸巾1包、干净的小毛巾（隔奶巾）1条、婴儿衣裤1套。

（2）椅子1把、脚踏凳1张。

3. 操作者准备。

衣着整洁、长发扎起，取下手表和首饰，修剪指甲（必要时），卫生洗手（七步洗手法）。

4. 婴儿准备：喂奶后。

步骤与方法

1. 竖抱式拍嗝方法（见图4-33）。

（1）操作者在自己一侧肩上铺条小毛巾（隔奶巾）。

（2）俯身，用一只手掌（五指张开）托扶住婴儿的头颈肩，手前臂顺势托扶住婴儿背部，另一只手托住其臀部。

（3）胸部贴向婴儿，同时用腰部和手部力量配合轻轻托起婴儿身体。

（4）用自己的身体支撑起婴儿，托臀部的手臂环绕婴儿身体外侧，婴儿头颈部靠在自己同侧肩上（下颌在肩以上），婴儿身体自然舒展伏于操作者胸部，婴儿头偏向外侧，注意不要堵住其口鼻。

（5）操作者身体尽量向后仰（坐位或站位均可）。

（6）另一只手手掌略微弓起，使手心呈弓状（空心掌）轻拍婴儿背部（见图 4-34）。

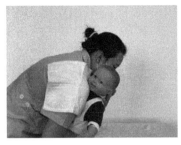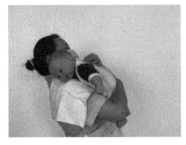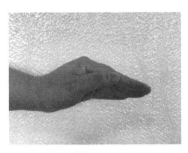

图 4-33　　　　　　　　　　　　　　　　图 4-34

2. 坐怀式拍嗝方法（见图 4-35）。

（1）操作者抱起婴儿，坐在椅子上。

（2）将婴儿抱坐在腿上，胸前垫上小毛巾（隔奶巾）。

（3）用一只手腕和手臂从婴儿的前面支撑起其头颈胸，大拇指和食指张开轻轻夹住两颊，手掌托住婴儿下颌，保持其头部向前，身体稍微前倾。

（4）用另一只手以空心掌轻拍婴儿背部。

3. 俯卧式拍嗝方法（见图 4-36）。

（1）操作者坐在椅子上，先将小毛巾（隔奶巾）垫在双腿上。

（2）将婴儿以头高脚低的俯卧姿势抱放在双腿上（婴儿头侧的一只脚踩在脚踏凳上）。

（3）一只手掌张开，大拇指和食指张开轻托婴儿下颌。

（4）另一只手以空心掌轻拍其背。

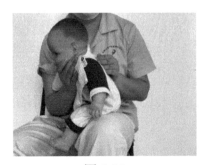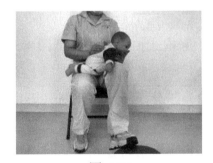

图 4-35　　　　　　　　　　　　　　　图 4-36

4. 拍嗝时由婴儿脐部正对的背部位置开始拍，由下而上，动作轻柔。

5. 拍嗝时间一般5~10分钟；拍打和抚摸可以交替使用；如未打嗝，可换至另一侧或更换体位继续拍。

6. 擦干净婴儿嘴角奶渍，安置回床上，采取左侧卧位休息。

7. 整理用物。

●●●●● **注意事项** ●●●●●

1. 拍嗝时婴儿的头部要高于胃部，以防奶液反流，利于空气排出。

2. 拍嗝时注意保护婴儿头颈部，不要捂住口鼻。

3. 拍嗝过程中观察婴儿面色、呼吸和是否吐奶，及时应对处理。

4. 婴儿吐湿的衣物应及时更换，避免受凉。

5. 操作过程中与婴儿进行温柔且有爱意的语言和眼神交流。

第九节　给婴儿修剪指甲

婴儿指甲过长容易藏污纳垢、滋生细菌，要定期给婴儿修剪指甲以免划伤其娇嫩的皮肤。

目的

1. 防止婴儿指甲过长，抓伤面部皮肤而感染。

2. 保持指甲清洁。

操作前准备

1. 环境准备。

室内整洁、安静、光线充足，根据气候调节室温至 22~24℃，相对湿度至55%~65%。

2. 用物准备。

（1）大浴巾1条、垃圾桶1个（置于操作台下）。

（2）托盘内盛：婴儿专用指甲剪1个、指甲打磨器1个、75%酒精棉片数片、干抽纸巾1包。

3. 操作者准备。

衣着整洁、长发扎起，取下手表和首饰，修剪指甲（必要时），卫生洗手（七步洗手法）。

4. 婴儿准备：安静睡眠状态。

步骤与方法

1. 将大浴巾平铺于操作台上。

2. 婴儿平仰卧位于浴巾上（睡眠状态）。

3. 给婴儿修剪指甲的方法。

（1）操作者用一只手的拇指和食指轻轻握捏住婴儿手指，用另一只手拿婴儿专用指甲剪从指甲的一侧沿着指甲的自然弯曲转动，剪下指甲（见图4-37）。

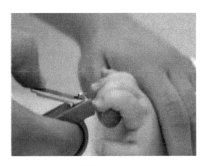

图 4-37

（2）检查修剪过的指甲，不要有棱角或尖刺，以免婴儿抓伤自己。如果有棱角或尖刺，继续修剪成圆弧形或用专用打磨器打磨光滑。

（3）同法对每一个手指甲、脚指甲进行修剪与打磨。

（4）修剪完指甲后，检查婴儿手指有无污垢。如有污垢，用温水洗净或用75%酒精棉片擦拭。

★ 酒精棉片擦拭完一只手或脚后需更换。

4. 安置好婴儿休息，整理用物。

▪▪▪▪ **注意事项** ▪▪▪▪

1. 选用婴儿专用指甲剪与打磨器。

2. 修剪指甲应选在婴儿安静睡眠时，以免婴儿乱动。

3. 须捏牢婴儿手指、脚趾，避免因手足晃动而剪伤。

4. 修剪指甲时不要剪太短，以免婴儿受伤。

5. 动作要轻稳。

6. 新生儿不宜过早修剪指甲。

第十节　日常婴儿襁褓包的包裹方法

给婴儿包襁褓包不仅可以让宝宝处于比较舒适和温暖的环境中，还能让宝宝找到在母亲子宫内被紧紧包裹的感觉，增加其安全感，以获得更高的睡眠质量。

目的

1. 模拟子宫环境，安抚婴儿情绪，使其感到安全舒适。

2. 便于护理及外出时搂抱婴儿。

操作前准备

1. 环境准备。

关闭门窗，室内整洁、安静、光线柔和，根据气候调节室温至 22～24℃，相对湿度至 55%～65%。

2. 用物准备。

包单或小毛毯 1～2 条（规格合适）。

3. 操作者准备。

衣着整洁、长发扎起，取下手表和首饰，修剪指甲（必要时），卫生洗手（七步洗手法）。

4. 婴儿准备：喂奶后半小时以上。

🙌 步骤与方法

1. 护头式襁褓包的包裹方法（见图 4-38）。

（1）襁褓包单呈菱形（◇）状平铺在操作台上。

（2）婴儿仰面放在包单正中靠上的位置（头顶距上角约 30 厘米）。

（3）双手将上角围护于婴儿头颈部，折痕在肩部下方，做成"帽子状"。

（4）操作者右手扶住婴儿右臂贴近身体，左手拉起右边包单的一角上折，盖在婴儿身上，多余的边角掖在其左臂及腋下垫好。

（5）将包单下方的一角向上折，盖在婴儿身上（留出一个手掌的位置，以便双脚活动）。

（6）操作者左手扶住婴儿左臂贴近身体，右手拉起左边包单的一角上折，盖在婴儿身上，多余的边角掖在其身下（必要时系上襁褓包绑带）。

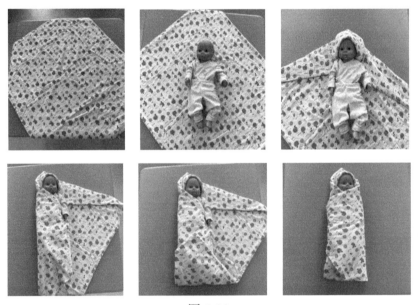

图 4-38

2. 护颈肩式襁褓包的包裹方法（见图 4-39）。

（1）襁褓包单呈菱形（◇）状平铺在操作台上，把上角向下折起约 1/4。

（2）婴儿仰面放在包单正中，肩部在折痕下方约 5 厘米处。

（3）操作者右手扶住婴儿右臂贴近身体，左手拉起右边包单的一角上折，盖在婴儿身上，多余的边角掖在其左臂及腋下垫好。

（4）将包单下方的一角向上折，盖在婴儿身上（留出一个手掌的位置，以便双脚活动）。

（5）操作者左手扶住婴儿的左臂贴近身体，右手拉起左边包单的一角，上折盖在婴儿身上，多余的边角掖在其身下（必要时系上襁褓包绑带）。

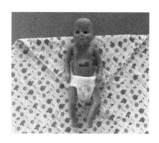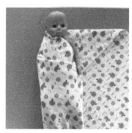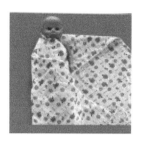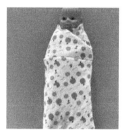

图 4-39

3. 下半身式襁褓包的包裹方法（见图 4-40）。

（1）襁褓包单呈菱形（◇）状平铺在操作台上，把上角向下折约 1/3。

（2）把婴儿仰面放在包单正中，折痕齐平婴儿腋下。

（3）操作者左手抬起婴儿右臂，右手拉起右边包单的一角上折，盖在婴儿身上，多余的边角掖在其左腋下及腰臀处垫好。

（4）将包单下方的一角向上折，盖在婴儿身上（留出一个手掌的位置，以便婴儿双脚活动）。

（5）操作者右手抬起婴儿左臂，左手拉起左边包单的一角上折，盖在婴儿身上，多余的边角掖在其身下（必要时系上襁褓包绑带）。

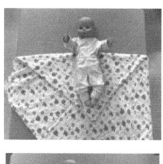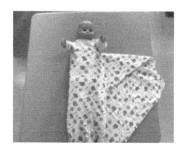
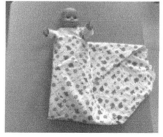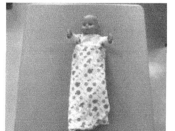

图 4-40

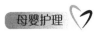

4. 安置好婴儿休息，整理用物。

- **注意事项** -

1. 襁褓包应松紧适宜：太紧，会限制婴儿手脚活动；太松，包单易脱落。
2. 包单应选择大小与婴儿体型相符。
3. 动作轻柔。
4. 操作过程中应与婴儿进行温柔且有爱意的语言和眼神交流。

第十一节　婴儿吐奶、呛奶的处理

溢奶或吐奶是0～3月婴儿常见症状，与其消化系统自身解剖生理特点相关。如宝宝发生呕吐时体位不当，呕吐出来的奶液容易误吸入气道发生呛奶，引起吸入性肺炎；量大时会造成气管堵塞，不能呼吸，引起窒息，危及生命，须高度重视。

目的

1. 掌握婴儿吐奶、呛奶的相关处理方法。
2. 减少呛奶引发的意外。

操作前准备

1. 环境准备。

室内整洁、安静，根据气候调节室温至22～24℃，相对湿度至55%～65%。

2. 物品准备。

（1）大浴巾1条、婴儿衣裤1套、小毛巾1条、脸盆1个，椅子或凳子1张、垃圾桶1个（置于操作台下）。

（2）托盘内盛：无菌纱布1包、无菌医用棉签1包、干抽纸巾1包、湿抽纸巾1包。

3. 操作者准备。

衣着整洁、长发扎起，取下手表和首饰，修剪指甲（必要时），卫生洗手（七步洗手法）。

4. 婴儿准备：平仰卧位。

🤲 步骤与方法

（一）吐奶时的处理

1. 立即将婴儿侧卧，脸侧向一边。

2. 用空心掌由下向上拍其背部。

3. 及时、快速清理口腔及鼻腔中溢出的奶液，保持呼吸道通畅，防止呕吐物误吸入。

（1）清理口腔：用手指缠无菌纱布（紧急情况下可用棉柔巾、湿纸巾等）伸入婴儿口腔内清理残余呕吐物，保持呼吸道通畅。

（2）清理鼻腔：如鼻腔内有奶液涌出，可用棉签清理鼻孔。

4. 用湿纸巾轻轻将口鼻周边奶液擦拭干净，再用干纸巾或小毛巾蘸干水分。

5. 采用竖抱拍嗝法将婴儿轻轻抱起安抚。

6. 更换吐湿的衣物，左侧卧位观察。

（二）呛奶时的紧急处理

1. 呛奶程度较轻（见图4-41）。

表现：仅有呛咳，无青紫面色。

（1）立即将婴儿侧卧，脸侧向一边。

（2）用空心掌由下向上拍其背部。

（3）观察其面色及呼吸。

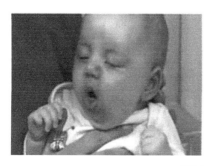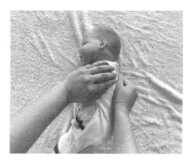

图 4-41

2. 呛奶程度较重。

表现：面色青紫，憋气不能呼吸、不能哭。

（1）立即大声呼救，拨打急救电话（120），告知目前婴儿情况及事发详细地址（若家中无旁人应电话开免提，边施救边呼救）。

（2）呼救的同时立即采取婴儿海姆立克急救法（5次拍背+5次胸部按压）。

①迅速托起婴儿身体、护住其头颈，两前臂夹住婴儿身体使其面朝下俯卧、两腿骑跨在施救者前臂上，呈头低臀高位（婴儿上身前倾45°～60°），以施救者大腿为支撑（施救者采取坐或跪的姿势）；施救者一只手拇指和食指张开固定婴儿下颌角，托住其下颌和头颈部帮助打开气道（注意勿压迫口鼻、咽喉及气管）（见图4-42）；另一手掌根部在其两肩胛骨下缘连线中点的位置，向下前方，连续、快速、用力地拍打5次，按压频率约每秒钟1～2次（见图4-43）。

② 两前臂夹住婴儿身体、两手护住其头颈，翻转为面部朝上仰卧于施救者前臂上，固定其头部，保持头低臀高位；检查如无奶液排出，立即在婴儿两乳连线中点稍下的位置，用中指及食指连续、快速、用力按压5次，按压频率约每秒钟1～2次（见图4-44）。

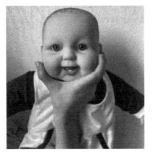 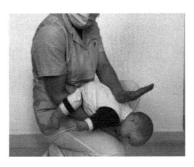 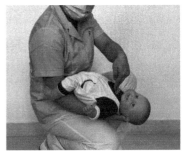

图 4-42 　　　　　　　　图 4-43 　　　　　　　　图 4-44

③ 5次拍背+5次胸部按压，循环进行，直至奶液排出、婴儿恢复呼吸、有哭声。

★ 施救过程中注意观察婴儿面色及呼吸，检查有无奶液排出。

3. 施救成功后的处理。

（1）及时清理口腔及鼻腔中溢出的奶液。

（2）采用竖抱拍嗝法将婴儿轻轻抱起安抚。

（3）更换吐湿的衣物。

（4）左侧卧位，继续观察面色及呼吸。

（5）必要时就医。

（三）整理用物

······ ●●●●● 注意事项 ●●●●● ·······

1. 发现婴儿呛奶程度较重时，应立即就地对婴儿使用海姆立克急救法急救。

2. 实施拍背及胸部按压时，定位要准确，力度要合适：力度太大，会使婴儿受伤；力度太小，达不到效果。

3. 施救过程中密切观察婴儿的反应，如无反应要立即将婴儿置于坚硬的平面上开始心肺复苏。

4. 吐奶后及时清理口腔及鼻腔内残余呕吐物，以免再次误吸入。

第十二节　0～3月婴儿常见问题的观察与护理

一、啼哭

正常新生儿出生后立即啼哭，这是呼吸运动建立的正常生理反应。啼哭，是新生儿及婴儿生理需求的主要表达方式，也是对疼痛刺激、疾病状态等的特殊反应。

（一）生理性啼哭

1. 饥饿性啼哭：一般发生在距上一顿奶后 2～3 小时，哭声响亮、有节律，哭时面色红润，常伴有转头觅食、咂嘴、伸舌、吸吮手指或衣角、吞咽等动作，给予喂食后啼哭即停止。

2. 不适性啼哭：如尿湿了、排大便、穿戴或包被不舒服、衣被太厚过热或太薄过凉、环境温度不适宜、室内空气不流通、长时间未更换体位肢体不适、蚊虫叮咬引起瘙痒等情况。一般表现为突然啼哭，哭声急躁、间断，面色发红，伴有肢体扭动、躁动不安等表现，给予喂食、安抚不能缓解，纠正以上可能的因素后，啼哭即停止。

3. 自然性啼哭：多发生在刚睡醒或清醒无人陪伴时，给予哄逗、抱玩等安抚后即停止。

4. 大便前啼哭：因肠蠕动加剧所致，常表现为哭声短促有力，面部涨红，扭动身体。

（二）病理性啼哭

1. 皮肤疾病引起的啼哭。

多为持续性哭闹，一般哭声响亮有力，伴有烦躁，有时会出现踢被、磨蹭、抓挠等表现，但总体全身情况良好。常见的有湿疹、尿布皮炎、皱褶处皮肤糜烂等。

2. 呼吸道疾病引起的啼哭。

（1）如鼻塞导致呼吸道不畅、影响吃奶或不能平卧，这类情况一般哭声有力，全身情况良好。

（2）如哭声嘶哑、哭时可闻及喉喘鸣音，要警惕喉软骨发育不良或喉炎，须及时就医。

（3）如哭声微弱伴呼吸急促、呼吸费力、呻吟、面色青紫等表现，须立即就医。

3. 消化道疾病引起的啼哭。

（1）如每次吃奶时哭闹，边吸边哭，但哭声有力，可能是口腔炎症引起的吸吮疼痛，要注意检查口腔，应及时就医。

（2）如出现高声且尖锐的啼哭，时缓时急，伴有腹部胀而发紧、双下肢屈曲，反复发作，可能是肠痉挛，一般排气或排便后缓解。

（3）反复哭闹不止，伴有面色苍白、四肢厥冷，给予安抚等处理后仍不能改善，或伴有果酱色大便，伴有肛门停止排气、排便等，可能是肠套叠或腹股沟疝嵌顿，须立即就医。

4. 神经系统引起的啼哭。

新生儿有缺氧缺血性脑病、颅内出血、颅内感染等疾病，常表现为尖叫样啼哭，可伴有呕吐、惊厥、反应差等情况，须立即就医。

★ 注意：哭声微弱、哭声无力或哭不出声均是病情严重的表现，须立即就医。

二、青紫

青紫可能是正常的生理现象，也可能是严重的病理状态，需及时识别并正确处理。

（一）生理性青紫

1. 新生儿出生后即刻皮肤颜色呈青紫色，完成肺部扩张后皮肤即转为红润。

2. 部分婴儿在剧烈哭闹时皮肤会出现青紫色，哭闹停止后自然消失，为一过性青紫。

（二）病理性青紫

1. 外周性青紫：青紫仅局限于四肢末端、鼻尖等体温较低的部位，而口、舌等部位呈粉红色。多由于寒冷致外周血管收缩引起，经保暖复温后皮肤颜色即恢复正常。

2. 中央性青紫：除四肢末端外，皮肤、口、舌均有青紫，保暖不会使青紫消失。多由于严重的呼吸、循环、中枢神经系统疾病等导致，须立即就医。

三、呼吸困难

1. 呼吸频率显著增快或减慢：<2 月龄，呼吸超过 60 次/分；2~12 月龄，呼吸超过 50 次/分，为呼吸急促。

2. 三四征：吸气时胸骨上窝、锁骨上窝、肋间隙凹陷（见图 4-45）。

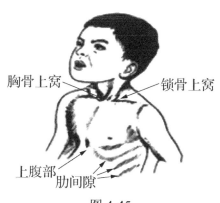

胸骨上窝　　　　　锁骨上窝

上腹部
肋间隙

图 4-45

3. 吸气时有喘鸣音。

4. 呼气时呻吟。

★ 出现以上任一情况应立即就医！

四、新生儿黄疸

新生儿黄疸，是因胆红素在新生儿体内积聚引起的皮肤、巩膜（即眼白）或其他器官黄染，是新生儿期最常见的，需要及时评估和处理的问题。它可能是正常的生理现象，也可能是某些疾病的表现，严重者可致脑损伤。

【病因】

1. 生理性（详见本章第一节"新生儿日常观察与护理"）

2. 病理性

（1）出现以下任一情况应考虑有病理性黄疸。

① 出现早：出生后 24 小时内出现黄疸。

② 程度重：呈金黄色或黄疸遍及全身（手心、足底亦有较明显的黄疸），或血清胆红素值已达到相应月龄和危险因素下的光疗干预标准。

③ 进展快：胆红素值每日上升，超过 5mg/dl。

④ 持续久：足月儿超过 2 周，早产儿超过 4 周。

⑤ 退而复现。

（2）病理性黄疸病因：母乳性黄疸、早产、宫内感染、新生儿败血症、红细胞增多症、血管外溶血（如头颅血肿、颅内出血等）、血型不合溶血、肠-肝循环增加（如先天性肠道闭锁、先天性幽门肥厚、巨结肠、饥饿和喂养延迟等）、蚕豆病（G-6-PD 缺乏）、内分泌代谢障碍、胆汁排泄障碍等。

【观察与护理】

1. 观察黄疸的程度与范围。

（1）在自然光线下观察。

（2）做好保暖，从头到脚充分检查婴儿全身皮肤，注意巩膜、牙龈等处。如宝宝皮肤较红或较黑，掩盖了黄色，可按压身体任何部位皮肤，查看按压过的皮肤是否呈现黄色。

（3）肉眼观察黄疸范围，初步判断黄疸程度：如仅仅是面部黄染，为轻度黄疸；如躯干部黄染，多为中度黄疸；如四肢和手脚均黄染，为重度黄疸。

（4）每日到社区卫生服务中心或当地医院监测黄疸。

> ★ 黄疸程度不能单凭肉眼目测，须进行皮胆红素测量，必要时遵医嘱检测静脉血清胆红素！
>
> ★ 同一黄疸值对于不同新生儿个体的损害水平是不一样的！具体问题要具体分析！

2. 注意有无尿色加深或大便颜色变浅。如大便颜色越来越浅，逐渐呈灰白色（见图4-46），且黄疸明显加深，要考虑胆道闭锁，应及时就医。

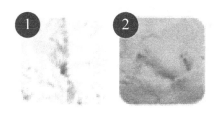

图 4-46

3. 注意观察婴儿的精神、反应、食欲、肌张力、哭声等。如宝宝嗜睡、反应不好、吸吮无力、吃奶少、肌张力低下，容易烦躁、尖声哭闹等，须立即就医。

4. 早开奶、勤喂奶。

【与母乳喂养相关的黄疸】

1. 母乳喂养相关性黄疸：常指母乳喂养的新生儿在生后一周内，由于摄入母乳量不足、胎粪排出延迟，使黄疸值升高，甚至达到需要干预的标准。常伴有生理性体重显著下降。黄疸可通过增加母乳喂养量和喂养频率而得到缓解，母乳量不足时也可以添加配方奶。

2. 母乳性黄疸：通常发生于纯母乳喂养或以母乳喂养为主的新生儿，在生后1～3个月内仍有黄疸。新生儿一般状态良好，生长发育正常，并可以排除其他病理性黄疸的原因。一般不需要治疗，停喂母乳24～48小时，黄疸可明显减轻。当黄疸值低于15mg/dl时不需要停母乳，超过15mg/dl时可暂停母乳，改人工喂养，必要时加用光疗。

五、发热

正常腋下温度在 36～37℃之间，超过 37.5℃为发热。37.5～37.9℃为低热，38～38.9℃为中度发热，39～41℃为高热，超过 41℃为超高热。

【病因】

1. 环境因素：室温过高，包裹过多或过紧，体热散失过少。

2. 新生儿脱水热：大多发生在生后 3～4 天内纯母乳喂养但母乳不足的新生儿，伴尿少。

3. 感染：各类感染性疾病均可引起发热，包括肺炎、肠炎、化脓性脐炎、败血症、化脓性脑膜炎等。

4. 颅内病变：缺氧缺血性脑病、颅内出血、颅脑发育异常等。

【预防与护理】

1. 保证环境温度适宜，勿包裹过多或过紧。

2. 保证母乳喂养，充足的母乳是摄入水分的保证，预防脱水热。

3. 预防感染。

4. 发现低热时，首先检查环境温度是否过高，衣物及包被是否过多或过紧，在降低环境温度、松开衣物或包被半小时后复测体温，监测体温是否下降，期间注意观察婴儿的面色、呼吸、反应等。经上述处理如仍有发热或伴有其他异常情况，应及时就医。

★ 禁止使用酒精擦浴降温！

六、腹胀

【病因】

1. 生理性。

正常婴儿的腹部外形膨隆，状似"蛙腹"，与其以腹式呼吸为主，腹部肌肉发育未完善，消化系统功能不完善、消化道产气较多等原因有关。喂奶后常有轻度腹胀，触摸柔软。一般状态良好，生长发育不受影响。

2. 病理性。

（1）喂养相关：喂养不当、喂养时吞咽过多空气、更换喂养方式、乳糖不耐受、食物过敏等。

（2）感染相关：感染性疾病是引起婴儿腹胀最常见的原因之一，如败血症、消化系统感染、泌尿系统感染等。多为全腹胀，同时可伴有吃奶差、烦躁不安或萎靡不振、嗜睡等，可伴有发热或体温不升。

（3）外科疾病：常见原因有肠套叠、肠扭转、肠梗阻、先天性巨结肠等。腹胀呈进行性加重，可伴随呕吐、剧烈哭闹难以安抚、肛门不排气（不放屁）、不排大便或排果酱色大便、顽固性便秘等。

3. 其他：电解质紊乱、先天性遗传代谢性疾病等。

【预防与护理】

1. 提倡母乳喂养，注意科学合理喂养，避免吞咽过多空气、过度喂养、奶温过低等，喂奶后拍嗝。

2. 排气操：可促进肠道蠕动，帮助婴儿排气、排便。

3. 舒适抱法及睡姿：摇篮式、竖抱式、趴睡（照护人不得离开）。

4. 可致婴儿腹胀的原因较多，当发现腹胀时，首先要查明引起腹胀的原因，再给予针对性的处理。如发现有腹胀加重，或伴随奶量明显减少、精神反应欠佳、哭闹不安、呕吐、便秘、腹泻、发热等不适时须及时就医。

七、脐炎

【病因】

脐部护理不当，被大小便污染。

【临床表现】

1. 轻症：表现为脐带根部或脐带脱落后的创面发红，有少量黏液或脓性分泌物，有臭味，脐部和周围皮肤发红或肿胀，无全身症状。

2. 重症：脐部及脐周明显红肿发硬，脓性分泌物较多，伴有发热或体温不升，感染扩散可导致腹壁蜂窝组织炎、皮下坏疽、腹膜炎、深部脓肿，甚至败血症，危及生命。

【预防与护理】

1. 做好脐部护理，保持脐带残端清洁和干燥，一般不应包裹或覆盖其他用品。

2. 发生脐炎时应及时就医，遵医嘱进行相应的脐部护理。

八、脐疝

【病因】

脐疝，是由于先天性脐环关闭不全或脐周组织薄弱，腹腔脏器由脐环处向外突出到皮下形成的（见图4-47）。

【临床表现】

脐部突出的柔软性包块，多呈半球形或圆柱状，包块内主要为大网膜和小肠。包块大小不一，直径多为1厘米左右，也有超过3～4厘米者。当腹腔内压力增大，如哭闹、咳嗽、用力时脐疝向外突出明显；宝宝安静平卧或照护者用手指轻轻按压包块时，包块缩小或回纳入腹腔消失。

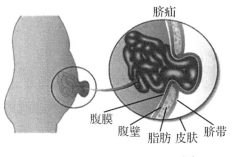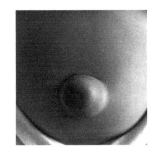

图 4-47

【预防与护理】

1. 避免婴儿腹腔内压力增加。加强护理，减少哭闹，避免剧烈哭闹、咳嗽，防止腹胀、便秘等。

2. 大多数脐疝无须特殊处理，出生1年内随着婴儿腹肌逐渐发达，疝环逐渐狭窄、缩小，自然闭合。脐疝直径超过1.5厘米且2岁以上仍未愈合者可进行手术修补。

3. 如脐部突出的包块变硬，不像平时在婴儿安静平卧或用手指按压时缩小或消失，且伴有婴儿哭闹不止时要考虑脐疝嵌顿，须及时就医。

九、呃逆

呃逆，又称"打嗝"，是由横膈膜痉挛收缩引起，是一种常见的生理现象。

【病因】

1. 常发生在吃完奶后。比较常见的原因是喂养不当，多由于吃奶时哭闹、吃奶过急/过快、喂奶时有大量空气进入胃部、奶量过多、奶温较低等引起。

2. 护理不当致腹部受凉。

【预防与护理】

1. 注意喂奶姿势，避免喂奶时吞咽大量空气。

2. 避免在婴儿因饥饿哭闹剧烈时哺乳。

3. 人工喂养时注意奶液的温度，避免过凉或过烫。

4. 避免喂奶过急/过快，必要时在喂奶过程中休息片刻后再继续喂。

5. 喂奶后拍嗝。

6. 如果宝宝只是轻微的打嗝，可以用指尖在他唇边或耳边轻轻挠痒，或顺时针轻柔按摩胸腹部以促进胃肠道内气体排出。如宝宝持续打嗝，可以给宝宝喂两口母乳或温开水，或分散其注意力，轻弹其足底，令其啼哭，哭声停止后，一般打嗝也会停止。

十、尿布皮炎（红臀）

尿布皮炎是指发生在接触尿布（纸尿裤）包裹部位皮肤的接触性皮炎。

【病因】

1. 未及时更换被大小便浸湿的尿布（纸尿裤），对皮肤产生刺激。

2. 清洗、擦干臀部手法错误致皮肤摩擦损伤。

3. 尿布（纸尿裤）不透气、吸水性不好。

4. 尿布（纸尿裤）不洁或质量差。

5. 使用含有化学物质的湿巾。

6. 婴儿腹泻。

7. 其他：婴儿过敏体质、免疫力低下等。

【临床表现】

皮疹位于接触尿布（纸尿裤）的部位，表现为潮红、肿胀，甚至出现丘疹、水疱、糜烂、渗液等，可继发细菌或真菌感染，出现脓疱或溃疡。

【预防与护理】

1. 便后及时更换尿布（纸尿裤）。

2. 便后及时清洗并蘸干尿布（纸尿裤）包裹区域皮肤，尤其是皮肤皱褶处（如腹股沟、男婴阴囊下方等）要扒开清洗并蘸干水分，注意动作轻柔，忌前后摩擦。

3. 涂抹护臀霜保护皮肤，隔绝大小便对皮肤的直接刺激；在不受凉的情况下尽量让臀部皮肤在空气中晾几分钟，再涂护臀霜（膏）效果更佳。推荐使用含凡士林和氧化锌的护臀霜（膏）或鞣酸软膏。

4. 尿布（纸尿裤）要选择品质有保障、柔软、吸水性好的，包裹时松紧适中，以保持透气干爽。

5. 尽量用温水清洗，使用湿巾时要选用不含芳香剂、乙醇、荧光剂、染料的。

十一、湿疹

湿疹是婴儿时期一种常见的变态反应性（或称为过敏性）皮肤病。

【病因】

病因复杂，患儿多为过敏体质，许多外界因素如日光、湿热、化学品、皮毛、某些特定食物等都可能诱发湿疹。

【临床表现】

好发于面颊、眉部、耳后、头皮及臀部。湿疹左右对称、容易出水、瘙痒严重、反复持续发作。

【预防与护理】

1. 衣物方面：给宝宝穿纯棉、宽松、柔软、浅色的衣物，不宜用丝、毛及化纤等制品。

2. 洗浴方面：以温水洗浴最好，水温不要太高，尽量选用无刺激、偏酸性的婴儿专用洗浴用品。

3. 环境方面：室温不宜过高；环境中最大限度地减少过敏原，不养宠物，不放地毯，室内要通风，不要在室内吸烟，打扫卫生最好湿擦，避免扬尘。

4. 皮肤保湿：使用婴儿润肤剂，能保持皮肤湿润、柔软，恢复皮肤弹性，可以减少瘙痒及手挠皮肤造成的皮肤破损，轻症湿疹推荐每天规律使用。如宝宝皮肤干燥，可酌情增加使用次数。

5. 寻找变应原（过敏原），避免接触致敏物质。

6. 症状较重：可在医生的指导下使用含皮质激素的软膏，局部外用；瘙痒严重到影响睡眠情况时，可在医生指导下适当口服抗组胺药治疗。

十二、鹅口疮

鹅口疮是口腔黏膜受白色念珠菌感染引起的疾病。

【病因】

1. 奶具、用具不洁，消毒不严格。

2. 乳母乳头或喂乳人员手被污染。

3. 出生时经产道感染。

4. 新生儿营养不良、腹泻、长期使用广谱抗生素或肾上腺皮质激素。

【临床表现】

表现为口腔黏膜表面出现白色或灰白色乳凝块样小点状或小片状物（见图 4-48），略高于黏膜表面，粗糙无光，可能会逐渐融合成大片。与口腔内残留的奶渍不同，鹅口疮用棉签不易擦拭掉，若强行擦拭剥离后，局部黏膜潮红、粗糙、可能有溢血。常见于颊黏膜，其次是舌、齿龈、上颚，或蔓延至咽部。轻症不痛，不伴流涎，不影响进食，一般无全身症状；重症则整个口腔均被白色斑膜覆盖，可能伴低热、拒食及吞咽困难。

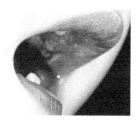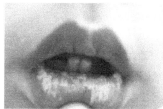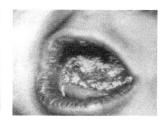

图 4-48

【预防与护理】

1. 奶具、用具应消毒后使用。

2. 乳母平时勤换内衣。

3. 喂奶前后要洗净双手。

4. 在医护的指导下处理：（1）保持口腔清洁，用 2%碳酸氢钠溶液于哺乳前后清洁口腔。（2）局部用药：局部涂抹 10 万/毫升～20 万/毫升制霉菌素鱼肝油混悬溶液，每日 2～3 次。

第五章 婴儿喂养技术

提倡母乳喂养是世界卫生组织（WHO）和联合国儿童基金会（UNICEF）在全球范围内促进实现儿童生存、保护和发展目标的重要措施之一，是社会对母亲和儿童健康的特殊关爱。

第一节 母乳喂养相关知识

母乳是婴儿最理想的天然食品和饮料，可作为 6 个月以内婴儿唯一的、最佳营养来源，因此应大力提倡母乳喂养，宣传母乳喂养相关知识。

一、婴儿喂养的术语

（一）母乳喂养

母乳喂养是指母亲用自己的乳汁喂养自己孩子的方式。

（二）纯（全）母乳喂养

纯（全）母乳喂养是指除给母乳外不给孩子其他食品及饮料，包括水（除药物、维生素、矿物质等）。

（三）混合（部分母乳）喂养

母乳与配方奶或牛乳、羊乳等动物乳同时喂养婴儿的为混合喂养，有以下两种方式。

（1）补授法，是补充母乳不足的方法，母乳哺喂次数不变，每次先哺母乳，将两侧乳房吸空后，再根据婴儿需要补充配方奶或动物乳。补授法可使婴儿多获取母乳，能刺激乳汁分泌，使母乳有再增多的机会，母乳不足时宜采用此法。补授的乳量可根据母乳量多少及婴儿的食欲大小而定。

（2）代授法，是用配方奶或动物乳一次或多次替代母乳的方法。为断离母乳，母乳喂养 4～6 月时开始引入配方奶或动物乳，此时宜采用代授法。即在某一次母乳喂哺时，有意减少喂母乳量而增加喂配方奶或动物乳量，逐渐替代母乳量。依此类推直到完全替代所有母乳。

（四）人工喂养

以配方奶或动物乳（牛乳、羊乳、马乳等）完全替代母乳喂养的方式称为人工喂养。

二、分娩后不同时期所泌乳汁

（一）初乳

分娩后 7 天以内的乳汁称为初乳。初乳量少，每天约 15～45ml，呈淡黄色，质地黏稠，蛋白质含量特别高，为成熟乳的 2 倍以上；维生素 A、牛磺酸和矿物质含量颇丰富，并含有初乳小球（充满脂肪颗粒的巨噬细胞及其他免疫活性细胞）；脂肪含量低。对新生儿的生长发育和抗感染能力十分重要，因此应重视生后 7 天内的母乳喂养。

（二）过渡乳

分娩后 7～14 天为过渡乳。乳量有所增加，含脂肪最高，蛋白质与矿物质渐减，其中乳铁蛋白和溶菌酶仍保持稳定水平。IgA、IgG、IgM 和 C3、C4 则迅速下降。

（三）成熟乳

分娩 14 天后的乳汁为成熟乳。每天泌乳总量多达 700～1000ml。一般产后 6 个月后乳母泌乳量与乳汁的营养成分逐渐下降。

（四）前奶

前奶是在一次哺乳过程中先产生的带黄色的奶，前奶量很大，能提供丰富的蛋白质、乳糖和其他营养素，婴儿能从中得到所需全部的营养素和水分。其脂肪含量低，可缓解婴儿口渴。

（五）后奶

后奶是在一次哺乳过程中后产生的较白的奶。后奶中含有较多的脂肪（提供饱足感），因而看起来颜色比前奶白，这些脂肪提供婴儿所需的大部分能量，且每次哺乳脂肪的含量都会有所变化。

> 前奶和后奶在时间上没有明显的界定，但在一次哺乳过程中（从婴儿开始吃奶至吃空一侧乳房），如果有 10 分钟的时长，则前 5 分钟为前奶，后 5 分钟为后奶。

三、母乳喂养的优点

（一）对子代（婴儿）的好处

1. 提供婴儿出生后 6 个月内生长发育所需的营养素。母乳最有营养，是婴儿最合理的天然营养来源。母乳所含营养素如乳糖（乳化碳水化合物）、蛋白质、脂肪、维生素、矿物质、水，最适合婴儿胃肠功能的消化和吸收，完全能满足婴儿生后前 6 个月生长所需。人类母乳最大的特点是其成分（质和量）会随着婴儿的生长发育同步变化，以适应婴儿的需要。

2. 提供婴儿生命最早期的免疫物质，以增强抗感染性疾病的能力。母乳中含有丰富的抗体、活性细胞和其他免疫活性物质，可增强婴儿抗感染能力。母乳喂养儿（尤其是生后 6 个月内完全母乳喂养儿）患感染性疾病的发生率明显低于其他婴儿。牛乳中含有 β-乳球蛋白和牛血清白蛋白，可致某些婴儿过敏、腹泻，消化道出血或隐性出血，而母乳喂养发生过敏者比较少见。另外，初乳和过渡乳中含有较高的分泌型免疫球蛋白 A（SIgA），能增强胃肠道抵抗力。这种免疫作用是任何其他乳品所不具备的，这也是世界卫生组织积极提倡母乳喂养的重要原因。

3. 促进婴儿胃肠道的发育。母乳中所含的生长因子、胃动素、胃泌素、乳糖、双歧因子将促进乳酸杆菌、双歧杆菌等益生菌在肠道的生存，所含的消化酶、乳糖酶、脂肪酶可促进消化、吸收。

4. 促进婴儿神经系统的发育。母乳中的必需营养素如牛磺酸、DHA 是婴儿脑神经发育所需的重要物质。母乳喂养还能促进婴儿嗅觉、味觉、温度觉、听觉、视觉、触觉的发育。

5. 降低婴儿成年后患代谢性疾病的概率。母乳喂养儿生后 1～2 年生长发育正常，成年后患代谢性疾病如肥胖、高血压、高血脂、糖尿病、冠心病的概率明显要低。

6. 紧急状况的发生不可预测，而母乳喂养却是一种挽救生命的措施，也是对婴儿最好的保护。

（二）对母亲（乳母）的好处

1. 母乳喂养可增进母子感情：母亲在哺乳过程中，通过对婴儿的触摸、爱抚、微笑和言语，与婴儿进行感情交流，使婴儿在母亲怀中感到十分安全、无比温馨、舒适和快乐，这种逐渐形成的母婴之间的依恋关系，对婴儿早期智力开发和后期身心健康有重要意义。母亲哺乳时还可密切观察婴儿变化，及时发现某些疾病。

2. 促进乳汁分泌及生育调节：①吸吮刺激使大脑底部的垂体前叶（腺垂体）反应性地分泌催乳素，促进乳汁分泌；②有关激素能抑制排卵，可延长生育间隔，达到自然避孕效果。

3. 促进母亲康复：能促进子宫复旧，防止产后出血。吸吮刺激使大脑底部的垂体后叶（神经垂体）反应性地分泌催产素，可使子宫收缩，减少产后出血。

4. 消耗孕期堆积的脂肪，促进母亲形体恢复。

5. 减少乳母患乳腺癌和卵巢肿瘤的可能性。

6. 降低绝经后骨质疏松症的发生风险。

（三）对家庭及社会均有益

母乳喂养经济、方便、安全，温度及泌乳速度适宜，母乳新鲜、洁净，直接喂哺简便、省时、省力。

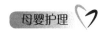

（四）对人类远期健康质量有好处

有利于成年期代谢性疾病的预防。许多成年疾病，特别是影响健康与寿命的疾病，如肥胖、糖尿病、高血压、冠心病等，与胎儿宫内营养，婴儿期喂养方式和生后1～2年追赶生长速度及第二脂肪存积（青春前期）密切相关。

四、保护、促进母乳喂养措施

（一）认真贯彻执行世界卫生组织（WHO）和联合国儿童基金会（UNICEF）制订的《促进母乳喂养成功的十项措施》和《国际母乳代用品销售守则》

世界卫生组织/联合国儿童基金会《促进母乳喂养成功的十项措施》

1. 有书面的母乳喂养政策，并常规地传达到所有的保健人员。
2. 对所有保健人员进行必要的技术培训，使其能实施这一政策。
3. 要把有关母乳喂养的好处及处理方法告诉所有的孕妇。
4. 帮助母亲在产后1小时内开始母乳喂养。
5. 要指导母亲如何喂奶，还有在需与新生儿分开的情况下如何保持泌乳。
6. 除母乳外，禁止给新生儿吃任何食物或饮料，除非有医学指征。
7. 要实行母婴同室，让母亲与其婴儿一天24小时在一起。
8. 要鼓励按需哺乳。
9. 不要给母乳喂养的婴儿吸人工奶头或使用奶头作安慰物。
10. 促进母乳喂养支持组织的建立，并将出院的母亲转给这些组织。

世界卫生组织《国际母乳代用品销售守则》

1. 禁止对公众进行代乳品、奶瓶或橡皮奶头的广告宣传。
2. 禁止向母亲免费提供代乳品样品。
3. 禁止在卫生保健机构中使用这些产品。
4. 禁止公司向母亲推销这些产品。
5. 禁止向卫生保健工作者赠送礼品或样品。
6. 禁止以文字或图画等形式宣传人工喂养，包括在产品标签上印婴儿的图片。

7. 向卫生保健工作者提供的资料必须具有科学性和真实性。

8. 有关人工喂养的所有资料包括产品标签都应该说明母乳喂养的优点及人工喂养的代价与危害。

9. 不适当的产品，如加糖炼乳，不应推销给婴儿。

10. 所有的食品必须是高质量的，同时要考虑使用这些食品的国家的气候条件及储存条件。

（二）新生儿出生后要做到"三早"

1. 早开奶

开奶指分娩后第一次给孩子喂奶。开奶时间越早越好。

2. 皮肤早接触、早吸吮。

新生儿出生后 30 分钟内，如母亲无喂养禁忌症，清理呼吸道后应立即将新生儿裸体抱放在母亲（产妇）胸前，以帮助新生儿含吮到乳头。

早开奶、早吸吮的重要性。

（1）刺激母亲乳汁及早分泌，促进子宫收缩。

（2）使婴儿获得免疫物质极高的初乳。

3. 皮肤早接触的重要性。

（1）给婴儿保暖。

（2）促进母子关系。

（3）母乳喂养的良好开端。

（4）使婴儿／母亲平静。

（5）鼓励母乳喂养。

（三）实行母婴同室

1. 母婴同室。

让母亲和婴儿全天 24 小时同处一室（母婴同室是指从产后即刻起，母亲与婴儿白天、夜晚均在同一房间内。将婴儿睡的小床紧挨着母亲床旁，使母亲躺在床上就能够看见自己的宝宝）。

2. 母婴同室的重要性。

（1）母亲学会观察喂养征象。

（2）能做到按需喂哺。

（3）母亲学会如何安慰婴儿，使其有安全感。

（4）婴儿学会识别母亲，有利于促进母婴情感。

（5）婴儿睡得更好。

（6）可减少婴儿感染。

（四）做到按需喂哺

1. 按需喂哺。

当婴儿有饥饿的迹象（表示他饿了）或母亲奶胀（表示该喂奶了）就喂哺婴儿，喂奶间隔时间和持续时间没有限制（按需喂哺是指无论白天还是夜间均按婴儿所要求的频度喂奶，母亲应学会对婴儿表示饥饿的征象做出反应）。

2. 按需喂哺的重要性。

（1）满足母婴双方母乳喂养的生理需求，满足孩子的心理需要（口欲）。

（2）形成足够的乳汁分泌。

（3）满足婴儿生长发育的营养需要（婴儿体重增长快）。

（4）易于建立母乳喂养，母亲将很少出现乳房肿胀等问题。

3. 识别婴儿饥饿的征象。

（1）婴儿张开嘴（寻找乳房）。

（2）发出吸吮动作或响声（咂嘴唇、伸舌头）。

（3）吃手。

（4）快速动眼或闭着双眼。

（5）转头。

（6）烦躁或哭闹。

4. 识别婴儿吃饱奶的征象。

（1）哺乳前乳母有乳房充满感，哺乳时有下乳感，哺乳后乳房松软。

（2）看到婴儿慢而深的吸吮动作，看或听到其吞咽乳汁的动作或声音（吃到母乳重要征象）。

（3）婴儿自己放开乳头，看上去满足而有睡意。

（4）婴儿停止吸吮，却仍含着乳头不松，可试着轻揉其耳垂或额头，若继续吸吮表明还要吃；若有睡意，表明他确实吃饱了。

5. 判断母乳量是否足够的指征。

（1）喂乳次数：1～2 月的婴儿 24 小时内吃母乳不少于 8～12 次。3 个月的婴儿 24 小时内哺乳次数不少于 8 次（婴儿吃奶时可听见吞咽声）。

（2）排泄情况：每天给婴儿更换 6 块或更多尿布（纸尿裤）。有少量多次或大量一次的质软大便。

（3）睡眠：婴儿睡得很安详，常在吸吮中入睡，直至自发放弃乳头。

（4）体重：①生后 2～3 天会出现生理性的体重下降，一周左右恢复至出生体重；②第一个月增重＞600 克；之后两个月，每个月增重＞750 克。

（5）神情：可见婴儿眼睛明亮，反应灵敏。

（6）哺乳前乳母有乳房充满感，哺乳时有下乳感，哺乳后乳房松软。

（五）不在开奶前喂养

1. 开奶前喂养。

开奶前喂养是指在母乳喂养建立前，给予的任何人工喂养（包括水、葡萄糖）。

2. 开奶前喂养的危害。

（1）婴儿的饥饿感得到满足，对母乳的渴求感降低。

（2）婴儿对乳房的吸吮和刺激减少，使乳汁分泌相应减少。

（3）母亲易发生母乳喂养困难，如乳房肿胀、乳汁不足等。

（4）削弱母亲对母乳喂养的信心。

（5）婴儿易发生感染，如腹泻等。

（六）不给母乳喂养的婴儿使用奶瓶和奶嘴

1. 不给母乳喂养的婴儿使用奶瓶、奶嘴的理由。

因为奶嘴较长，出奶孔大，瓶中的乳汁易流出，故吸吮方便。而母亲乳头较短而大，且分娩前几天泌乳量有限，新生儿一旦习惯奶嘴后，对需要费力吸吮母乳将不感兴趣，甚至进而拒绝吃母乳。

2. 给母乳喂养婴儿使用奶瓶和奶嘴的危害。

（1）婴儿习惯了带奶嘴的奶瓶，会导致含接母亲乳头困难（乳头错觉），进而拒绝吃母乳。

（2）婴儿对乳房的吸吮和刺激减少，使建立母乳喂养更困难。

（3）母亲会因失去信心而停止母乳喂养。

（七）断奶新概念

婴儿发育到 6 个月时，母乳中的蛋白质、碳水化合物、脂肪、矿物质的含量逐渐减少，不能满足婴儿生长发育的需要。若不及时添加辅食，易导致婴儿营养缺乏、体重减轻，容易感染疾病。因此，婴儿从 6 个月起必须逐步由完全母乳喂养过渡到以母乳为主、辅食为辅的喂养方式。现在不主张完全断奶，只要母乳充足，孩子爱吃，可延长哺喂到 2 岁。但是随着婴儿月龄的增长，要逐步添加辅食的品种及数量。

第二节　母乳喂养技巧

母乳喂养是一门需要学习的技能，它是在不断学习和实践中逐渐完善的。要成功实现母乳喂养，需要母婴保健人员的科学指导及家人给予的关爱、帮助与支持。

一、母乳喂养基本技能

目的

1. 指导乳母学习并掌握母乳喂养技巧。
2. 帮助乳母树立母乳喂养的信心并成功进行母乳喂养。

操作前准备

1. 环境准备。

关闭门窗，拉好窗帘（围帘），室内整洁、安静、光线柔和、避开对流风，播放轻音乐，根据气候调节室温至 $26 \sim 28\,℃$，相对湿度至 $55\% \sim 65\%$。

2. 用物准备。

（1）带扶手的椅子 1 把、脚踏凳 1 张、靠枕 1 个、软枕 2 个或哺乳枕 1 个。

（2）娃娃模型 1 个、乳房模型 2 个。

3. 操作者准备。

衣着整洁、长发扎起，取下手表和首饰，修剪指甲（必要时），卫生洗手（七步洗手法），温暖双手。

4. 乳母准备。

穿着宽松、前开襟的棉质衣服，修剪指甲（必要时），清洁并温暖双手。

步骤与方法

（一）向乳母讲解母乳喂养基本技能的重要性及操作方法，取得其理解与配合

（二）指导乳母掌握正确托乳房的姿势（见图 5-1）

1. 大拇指与其他 4 个手指分开。
2. 中指至小指 3 个手指并拢、紧贴在乳房下方的胸壁上。
3. 向上托起乳房，食指托住乳房的底部。
4. 大拇指放置在乳房上部，往后带紧乳房上部皮肤（以免堵住婴儿鼻孔而影响呼吸）。

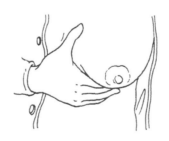

图 5-1

5. 托乳房的手离乳晕的位置不要太近（以免影响婴儿的含接）。

（三）乳母正确的哺乳姿势（见图 5-2）

1. 婴儿的头与身体呈一条直线。
2. 婴儿的身体面对并贴近母亲身体。

3.母亲抱紧婴儿，使婴儿的头和颈得到支撑（刚出生的新生儿应托着他的臀部）。

4.婴儿的脸朝向乳房，鼻尖对着乳头。

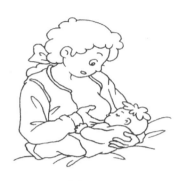

图 5-2

（四）帮助婴儿含接

1.指导母亲用乳头触碰刺激婴儿的嘴唇（见图 5-3）。

2.婴儿因产生觅食反射而张大嘴（见图 5-4）。

3.顺势将乳头和大部分乳晕送入婴儿口腔（见图 5-5）。

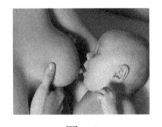　　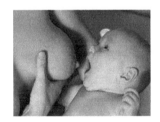　　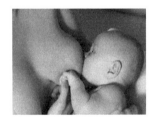

图 5-3　　　　　　　　　　图 5-4　　　　　　　　　　图 5-5

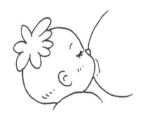

图 5-6

（五）婴儿正确的含接姿势（见图 5-6）

1.婴儿的嘴张得很大，下唇向外翻。

2.婴儿的舌头呈勺状绕着乳头。

3.婴儿的下颌紧贴乳房。

4.婴儿嘴上方的乳晕比嘴下方的乳晕露得要多。

5.婴儿的两侧面颊呈饱满状。

6.可看到婴儿慢而深地吸吮动作，或听到婴儿吞咽乳汁的声音。

二、常用的几种喂奶体位

乳母可采取各种体位，但不管采取何种体位，重要的是要让乳母舒适、放松，并掌握正确的托乳房姿势及哺乳姿势，帮助婴儿正确含接（含进足够的乳晕），做到有效吸吮。

（一）坐位（坐床或坐椅等）

适用于：正常分娩后的母亲，剖宫产术后伤口恢复的母亲，或喜欢该姿势的母亲。

【护理要点】

1. 用带扶手的靠椅，椅子的靠背高度合适（见图 5-7），喂奶时母亲坐在椅子上，背部紧靠椅背，腰部垫靠枕使母亲背部和双肩肌肉放松。膝上放枕头或哺乳枕辅助撑托婴儿，双脚自然下垂或踩在脚踏凳上，以帮助母亲身体放松。

2. 母亲抱起婴儿并贴近自己，将婴儿头枕在母亲一只手的前臂上（使婴儿的脸朝着乳房，鼻尖对着乳头），婴儿下方的手放在母亲的腋下，若体重过轻或刚出生几天内的新生儿应尽量托住其臀部，使婴儿有安全感（见图 5-8）。

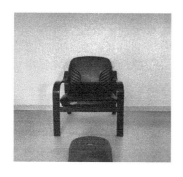

图 5-7

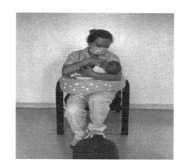

图 5-8

（二）侧卧位（见图 5-9）

适用于：剖宫产术后的母亲，正常分娩后第一天的母亲，晚间、夜间哺乳，喜欢该姿势的母亲。

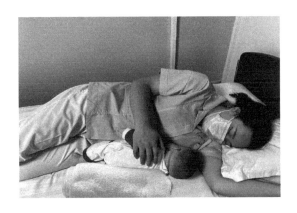

图 5-9

【护理要点】

1. 帮助产妇侧卧，头枕在枕头边缘，下方的手臂放在枕边。母婴相对、身体贴近，可将婴儿上半身垫高与乳房水平，使婴儿的脸朝着乳房，鼻尖对着乳头。

2. 婴儿的头不要枕在母亲的手臂上，母亲用上方的手托乳房，待婴儿含接好后，再用手护住婴儿臀背部。

★ 母亲的手不能按住婴儿的头，让婴儿的头能自由活动。

（三）环抱式（橄榄球式）

适用于：乳腺管阻塞，婴儿含接有困难，双胎儿及剖宫产儿，或喜欢该姿势的母亲。

【护理要点】

1. 指导产妇坐在椅子上，身体斜靠床沿，身旁放一个枕头辅助撑托婴儿。

2. 产妇用靠床沿的胳膊护住婴儿，用前臂托住婴儿身体，手掌（五指张开）托住头肩颈。

3. 用另一只手托着乳房，使婴儿的脸对乳房，鼻尖对乳头，帮助婴儿含接好乳房，使之有效吸吮（见图 5-10）。

4. 安置好母婴休息，整理用物。

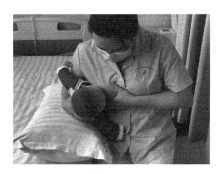

图 5-10

······●●●●● 注意事项 ●●●●●······

1. 指导乳母喂养技巧时，应面带微笑、态度热情、语气柔和、动作熟练而轻柔。

2. 向乳母演示母乳喂养技巧时，应手持乳房模型边演示边讲解，未征得允许，不可随意在乳母乳房上演示。

3. 关注乳母意愿，当乳母演示动作不到位时，护理者应有足够的耐心指导其做到位。

4. 在指导乳母演示操作过程中，应尽量避免其长时间身体暴露，要保暖及保护隐私。

第三节　哺乳期清洁、湿热敷乳房方法

哺乳期日常湿热敷乳房，能促进乳房血液循环和乳汁分泌，缓解乳房肿胀等。

目的

1. 保持乳房清洁。
2. 增进乳房血液循环，促进乳汁分泌。

操作前准备

1. 环境要求。

关闭门窗，拉好窗帘（围帘），室内整洁、安静、光线柔和、避开对流风，根据气候调节室温至 26～28℃，相对湿度至 55%～65%。

2. 用物准备。

（1）专用于清洁、热敷乳房的脸盆 2 个（内盛 2/3 量温热水）、椅子 1 把、软枕或靠枕 1 个。

（2）托盘内盛：乳房模型 1 个、揩奶巾 1 条、长毛巾 3 条、水温计 1 个。

3. 操作者准备。

衣着整洁、长发扎起，取下手表和首饰，修剪指甲（必要时），卫生洗手（七步洗手法）并温暖双手。

4. 乳母准备。

着宽松、前开襟的棉质单衣，修剪指甲（必要时），卫生洗手并温暖双手。

步骤与方法

1. 向乳母讲解掌握哺乳期清洁、湿热敷乳房的重要性及操作方法，取得其理解与配合。

2. 清洁乳房的方法。

（1）用水温计测试水温（38～42℃），将揩奶巾浸入专用脸盆内的温水中。

（2）协助乳母采取舒适体位。

（3）嘱乳母解开前胸衣襟，展露一侧乳房。

（4）嘱其身体前倾，用揩奶巾从乳房底部四周依次向乳头方向擦洗，擦干水渍，动作轻柔（见图 5-11）。

（5）同法擦洗另一侧乳房。

3. 湿热敷乳房的方法。

（1）水温计测试水温（45℃左右，不得超过 50℃），2 条长毛巾浸入专用脸盆内的温热水中。

（2）协助乳母采取舒适体位（以仰卧位最佳）。

（3）嘱乳母解开前胸衣襟，展露一侧乳房。

（4）用温热毛巾（毛巾湿润，以不滴水为宜）环绕外敷乳房，避开乳晕和乳头，注意保持水温（见图 5-12）。

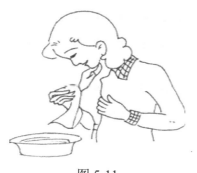

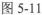

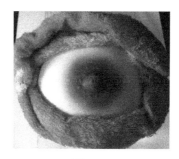

图 5-11

图 5-12

（5）每次湿热敷一侧乳房时间为 5～10 分钟，每 1～2 分钟更换一次热毛巾（两条毛巾交替使用）。

（6）热敷时注意观察皮肤的反应，询问乳母感受，避免烫伤乳房。

（7）热敷完成后用毛巾擦干，衣服遮盖。

（8）同法湿热敷另一侧乳房。

4. 安置好乳母休息，整理用物。

注意事项

1. 每次喂奶前，不需常规清洁乳头和乳晕（其表面的有益菌有利于婴儿肠道菌群建立）。

2. 忌用肥皂或酒精等擦拭乳头和乳晕，以免引起局部皮肤干燥、皲裂。

3. 擦洗乳房时动作轻柔，不刻意用力擦洗乳晕和乳头，以免损伤。

4. 热敷时避开乳晕和乳头，以免损伤。

5. 注意保暖及保护隐私。

第四节　哺乳期按摩乳房手法

哺乳期正确按摩乳房，可以刺激乳房内血液循环，促进乳腺管疏通，减少乳腺炎的发生；还可刺激下丘脑分泌更多的泌乳素，利于乳汁分泌。

目的

1. 指导乳母掌握哺乳期正确按摩乳房的手法。

2. 有利于刺激建立射乳反射，促进乳汁排出，避免乳汁淤积、乳腺管阻塞。

操作前准备

1. 环境准备。

关闭门窗，拉好窗帘（围帘），室内整洁、安静、光线柔和、避开对流风，根据气候调节室温至 26～28℃，相对湿度 55%～65%。

2. 用物准备。

（1）操作台：乳房模型 2 个、靠枕或软枕 1 个。

（2）椅子 1 把、脚踏凳 1 张。

（3）托盘内盛：水杯 1 个（内盛热饮）、木梳或牛角梳 1 把（梳齿圆钝光滑）、干抽纸巾 1 盒。

3. 操作者准备。

衣着整洁、长发扎起，取下手表和首饰，修剪指甲（必要时），卫生洗手（七步洗手法），并温暖双手。

4. 乳母准备。

着宽松、前开襟的棉质单衣，修剪指甲（必要时），卫生洗手并温暖双手。

步骤与方法

1. 向乳母讲解掌握哺乳期按摩乳房手法的重要性及操作手法，取得其理解与配合。

2. 将按摩乳房用物放至操作台上。

3. 协助乳母坐到椅子上，背靠椅背，腰背部垫上靠枕或软枕，双脚踩在脚踏凳上，使其舒适而放松。

4. 乳母解开前胸衣襟，展露双侧乳房。

5. 观察乳母乳房外观状况。

（1）乳房外形有无异常、是否充盈，有无红、肿、热、痛等情况，触摸有无硬结或肿块。

（2）乳头的大小和形状有无异常，是否扁平、内陷、有无皲裂等。

6. 按摩乳房的操作手法。

（1）用手指指腹从乳房四周边缘向乳头方向以画小圈方式螺旋状推揉乳房（见图 5-13）。

（2）固定一侧乳房，手掌从乳房四周边缘向乳头方向推揉与轻轻拍打；用同法按摩另一侧乳房（见图 5-14）。

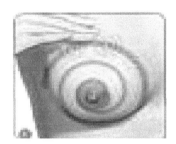 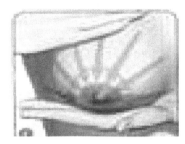

图 5-13　　　　　　　　　　　　图 5-14

（3）用洁净梳子背面（无静电）从乳房四周边缘向乳头方向按推（见图 5-15）。

（4）用洁净梳子齿面（隔着衣服）从乳房四周边缘向乳头方向按梳（见图 5-16）。

（5）刺激乳头（见图 5-17）。

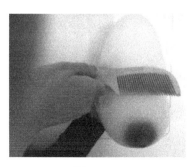 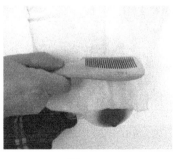 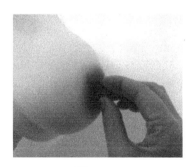

图 5-15　　　　　　　　图 5-16　　　　　　　　图 5-17

① 指导乳母用食指、中指、无名指 3 个手指的指腹轻轻揉捏双侧乳头根部，并轻轻向上提拉。

② 每次轻揉捏双侧乳头根部 1 分钟左右，每日 2～3 次。

7. 安置好乳母休息，整理用物。

----- 注意事项 -----

1. 指导母亲按摩乳房，宜让乳母自己操作，既能很好地把握按摩力度，又能掌握按摩手法。

2. 每次按摩前乳母喝热饮、洗热水澡、湿热敷乳房后进行乳房按摩，有助于射乳反射。

3. 每次乳房按摩时间为 10～15 分钟，每天可按摩 2～3 次。

4. 按摩动作应柔和，乳母无疼感。

5. 注意保暖及保护隐私。

第五节　哺乳期乳房保健

乳房是女性重要的器官。对乳母而言，哺乳期做好乳房保健意义重大。

目的

1. 指导乳母了解并掌握哺乳期乳房的保健知识及相关操作方法。

2. 建立良好的母乳喂养自信心，成功进行母乳喂养，并愉快地度过哺乳期。

操作前准备

1. 环境准备。

关闭门窗，拉好窗帘（围帘），室内整洁、安静、光线柔和、避开对流风，播放柔美轻音乐，根据气候调节室温至 26～28℃，相对湿度 55%～65%。

2. 用物准备。

（1）操作台：娃娃模型 1 个、乳房模型 2 个、软枕 2 个。

（2）托盘内盛：水杯 1 个（内盛热饮）、按摩油 1 瓶、揩奶巾 1 条。

（3）椅子 1 把、凳子 1 把、脚踏凳 1 张。

3. 操作者准备。

衣着整洁、长发扎起；取下手表和首饰；修剪指甲（必要时）；卫生洗手（七步洗手法），并温暖双手。

4. 乳母准备。

着宽松、前开襟的棉质单衣，修剪指甲（必要时），卫生洗手并温暖双手。

步骤与方法

1. 向乳母讲解掌握哺乳期乳房的保健知识的重要性，以得到乳母理解并配合。

2. 指导乳母每次喂哺婴儿前后均需常规清洁双手。

3. 观察乳母乳房外观状况。

（1）乳房外形有无异常、是否充盈，有无红、肿、热、痛等情况，触摸有无硬结或肿块等。

（2）乳头的大小和形状有无异常，是否扁平、内陷、有无皲裂等。

4. 嘱乳母每次喂哺前不必常规清洁乳头，如需清洁用柔软温湿揩奶巾轻轻擦拭乳晕乳头即可（见图5-18）。

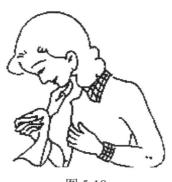

图 5-18

5. 哺乳前帮助乳母刺激建立射乳反射，措施如下。

（1）帮助乳母取舒适体位放松（最好坐在带扶手的靠椅上，双脚踩在脚踏凳上）。

（2）建立乳母自信心：让乳母和孩子在一起（如将孩子放在母亲身旁或抱于怀中），抚摸孩子，看到孩子，听到孩子的声音，感受到孩子的可爱。

（3）让乳母喝一杯热饮（汤、果汁类，不要喝咖啡或茶）。

（4）协助乳母湿热敷乳房，促进乳汁分泌（详见本章第三节"哺乳期清洁、湿热敷乳房方法"）。

（5）指导乳母按摩乳房，有利于刺激建立射乳反射（详见本章第四节"哺乳期按摩乳房手法")。

（6）按摩乳母颈部和背部的操作手法（见图 5-19）。

① 协助乳母脱去上衣，裸露上半身坐于凳上，双手掌叠放于操作台上，额头枕于掌背上呈趴伏状，让双侧乳房自然下垂。

② 操作者立于乳母身后，滴 2～3 滴按摩油于双手掌心并揉搓均匀。

③ 双手大拇指沿乳母的脊椎骨两侧缘从后发际线下方开始以螺旋式手法按摩其颈部和背部 3～5 分钟。

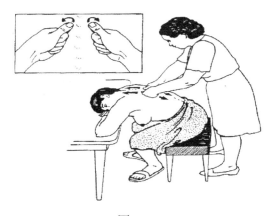

图 5-19

6. 射乳反射活跃的征象。

（1）在哺乳前或哺乳中感到乳房有压挤或紧缩感。

（2）乳母看到婴儿或听到婴儿的声音时，乳汁流出。

（3）当孩子吸吮一侧乳房时，另一侧乳房有乳汁流出。

（4）在哺乳时如果婴儿离开乳房，乳汁从乳房流出。

（5）在产后的第一周哺乳时有宫缩痛，甚至有恶露流出。

（6）婴儿有慢而深的吸吮及吞咽动作，表明乳汁充足。

7. 喂哺时，指导乳母掌握基本的母乳喂养技巧，使婴儿正确含接、有效吸吮。

8. 每次哺乳时，应先吸空一侧乳房，再吸空另一侧，左右交替喂。如一侧未喂完，可挤出多余乳汁，有利于泌乳和避免乳汁淤积。

★ 左右交替喂的理由：

（1）可使婴儿获得均衡营养（因前奶、后奶营养成分不同）（见图 5-20）。

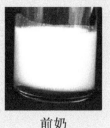
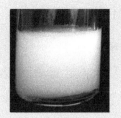

前奶　　　　　　　后奶

图 5-20

（2）可避免两侧乳房大小不对称（见图 5-21）。

（3）避免婴儿一侧面肌过于发达，而致两侧面颊不对称（见图 5-22）。

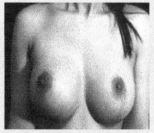
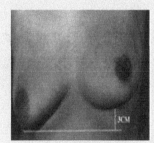
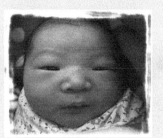

哺乳初期　　　　　　　　停止哺乳

图 5-21　　　　　　　　　　　　　　　图 5-22

9. 哺乳结束时，如婴儿仍含着乳头不松口，可指导乳母用食指轻压婴儿下颌，使其松口而轻松退出乳头。

10. 每次哺乳后，挤 1～2 滴乳汁均匀地涂在乳头与乳晕上，可预防乳头皲裂或感染（见图 5-23）。

11. 哺乳期乳母在哺乳间隙可佩戴合适的棉质胸罩以支托乳房（以前胸开扣为宜），而哺乳时则应将胸罩解开，既方便婴儿吸吮又能改善乳房血液循环（见图 5-24）。

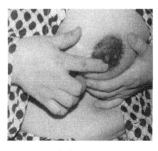
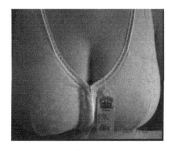

图 5-23　　　　　　　　　　　图 5-24

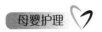

12. 安置好母婴休息，整理用物。

┌──┐

▩▩▩▩▩ 注意事项 ▩▩▩▩▩

1. 按摩动作应柔和，乳母无疼感。

2. 切不可强力将乳头从婴儿口中拉出，以免引起皮肤局部疼痛或破损。

3. 注意保暖及保护隐私。

└──┘

第六节　手法挤奶

在奶胀、母婴分离等许多情况下乳母需要挤奶，应让所有乳母都学会手法挤奶。

目的

1. 缓解奶胀或解除乳腺管堵塞及乳汁淤积。

2. 母婴分离、乳母或婴儿生病时，保持泌乳。

3. 早产儿、低出生体重儿，无吸吮力或吸吮力差时。

操作前准备

1. 环境准备。

关闭门窗，拉好窗帘（围帘），室内整洁、安静、光线柔和、避开对流风，根据气候调节室温至 26～28℃，相对湿度 55%～65%。

2. 用物准备。

（1）操作台：乳房模型 2 个、专用于清洁乳房的脸盆（内盛 2/3 量温热水）1 个、揩奶巾 1 条、水温计 1 个。

（2）托盘内盛：灭菌的储奶袋 1～2 个、消毒的广口杯 1 个、水杯 1 个（内盛热饮料）。

（3）椅子 1 把、凳子 1 把、脚踏凳 1 张。

3. 操作者准备。

衣着整洁、长发扎起，取下手表和首饰，修剪指甲（必要时），卫生洗手（七步洗手法），并温暖双手。

4. 乳母准备。

着宽松、前开襟的棉质单衣，修剪指甲（必要时），卫生洗手并温暖双手。

步骤与方法

1. 向乳母讲解学习并掌握手法挤奶的重要性及操作方法，以得到乳母理解并配合。

2. 让乳母喝一杯热饮（汤、果汁类，不要喝咖啡和茶）。

3. 按摩乳母的颈部和背部。

（1）协助乳母脱去上衣，裸露上半身坐于凳上，双手掌叠放于操作台上，额头枕于掌背上呈趴伏状，让双侧乳房自然下垂。

（2）操作者立于乳母身后，挤2～3滴按摩油于双手掌心并搓匀。

（3）双手大拇指沿乳母的脊椎骨两侧缘从后发际线下方开始以螺旋式手法按摩其颈部和背部3～5分钟。

4. 嘱乳母敞开上衣并协助其清洁、湿热敷双侧乳房（详见本章第三节"哺乳期清洁、湿热敷乳房方法"）。

5. 按摩乳房，有利于刺激建立射乳反射（详见本章第四节"哺乳期按摩乳房手法"）。

6. 让乳母根据身体情况选择挤奶的体位姿势（坐位为宜），以她自己感到舒适为准。

7. 将盛奶容器靠近乳房。

8. 指导乳母的身体略向前倾，用手将乳房托起，将乳头对着容器的开口。

9. 手法挤奶操作。

（1）指导乳母一只手的拇指和食指对称放在距乳头根部2厘米的乳晕上，其余手指托住乳房（见图5-25a）。

（2）将拇指与食指先向胸壁方向轻轻下压，压力应作用在拇指与食指间乳晕下方的乳导管上，然后向外有节奏挤压、放松，放松时手不应离开皮肤（类似滚动式）。反复一压一放，如此数次（见图5-25b）。

（3）从各个方向按照相同的方法按压乳晕（不要挤压乳头），依次将每根乳腺管内的乳汁挤出（见图5-25c）。

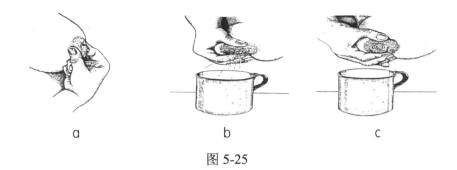

图 5-25

（4）一个部位挤压 3～5 次，一侧乳房挤压 3～5 分钟，左右交替，总时间不超过 25～30 分钟。

10. 挤（吸）出的母乳按要求储存。（详见本章第四节"母乳的收集、储存、解冻与加热方法"）。

11. 安置好乳母休息，整理用物，做好终末料理。

●●●●●● 注意事项 ●●●●●●

1. 手法挤奶操作尽量让乳母自己做，只有在示教时才可轻轻触摸其乳房（须事先征得其同意），动作要轻柔。

2. 乳母挤奶操作时不应引起疼痛，否则说明操作手法不正确。

3. 挤奶时，不要挤压乳头。因为乳汁是储存于乳晕下方的乳导管内，故挤乳头是无效的。

4. 挤奶时，双手可交换使用，以免疲劳。

5. 分娩后的头几天因泌乳量少，一次挤奶的时间以 15～30 分钟为宜。

6. 操作时除要注意保护乳母的隐私外，还应注意保暖，以免乳母受凉。

第七节　母乳的收集、储存、解冻与加热方法

母乳是 6 个月内婴儿最理想的天然食品，任何代乳品都无法与之媲美。部分母亲因工作原因需要收集、储存母乳，母乳的收集、储存、解冻与加热方法是乳母要学习和掌握的技能。

❤ 目的

1. 根据乳汁保存需求选择合适的储存方式。

2. 指导乳母掌握母乳的收集、储存、解冻与加热方法。

操作前准备

1. 环境准备。

室内干净、整洁、明亮。

2. 用物准备。

（1）有冷藏和冷冻功能的冰箱 1 台（可用模型代替）、清洁抹布 1 块（专用于擦拭冰箱）。

（2）托盘内盛：奶瓶、灭菌储奶袋 1～2 个、恒温垫（机）1 个、笔 1 支。

3. 操作者准备。

衣着整洁、长发扎起；取下手表和首饰；修剪指甲（必要时）；卫生洗手（七步洗手法）。

步骤与方法

1. 母乳的收集方法。

（1）取出无菌储奶袋，检查有效期和有无漏气。

（2）将手挤或吸奶器吸出的母乳，倒入灭菌储奶袋中，注意不可超过其最大刻度。

（3）密封前将空气排出。

（4）进冰箱冷冻或冷藏的母乳，储奶袋标签上写上储存日期（见图 5-26）。

（5）按时间先后分区放置。

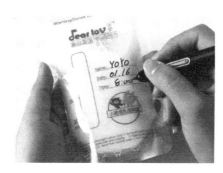

图 5-26

2. 母乳储存要求（见表 5-1）。

表 5-1

储 存 地 点	储 存 温 度	储 存 时 间
冰箱的冷藏室	2～4℃	＜24 小时
冰箱的冷冻室	≤-18℃	＜3 个月
冷冻室转冷藏室	2～4℃	＜24 小时

3. 解冻母乳方法。

（1）提前从冷冻室取出放在冷藏室内层解冻；也可将乳汁放在室温条件下，或者≤37℃的温水容器中快速解冻。

（2）解冻后应轻轻摇晃，便于乳汁及脂肪混合均匀。

（3）取用储存的母乳时，按照储存时间先后（先存先用）选择已储藏的母乳。

4. 加热母乳方法。

（1）直接将储奶袋放在恒温垫（机）加热，或将解冻的母乳倒入奶瓶隔水加热。水温不得超过 40℃，以免破坏母乳的营养（见图 5-27）。

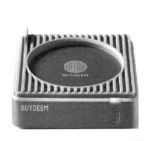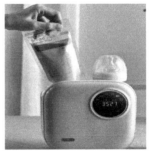

图 5-27

（2）可以边加热边轻轻晃动储奶袋或奶瓶，使受热均匀。

5. 卫生洗手，整理用物。

注意事项

1. 冷冻或冷藏的母乳应单独存放，不可与冰箱内其他食品混放。

2. 解冻或加热的母乳应及时喂哺，剩余部分应丢弃。

3. 冷冻或冷藏的母乳一经解冻、加热后，不可再次冷冻或冷藏。

4. 冷冻母乳超过 3 个月，或直接冷藏的母乳超过 24 小时，或冷冻室转冷藏室的母乳超过 24 小时均应丢弃。

5. 不可用微波炉直接加热。

第八节 人工（配方奶）喂养

人工（配方奶）喂养同母乳喂养一样需要正确的技巧。

目的

1. 母乳量不足时，需添加配方奶。

2. 母婴分离或母亲身体健康状况不宜哺乳等时，需配方奶喂养。

操作前准备

1. 环境准备。

室内整洁、安静、光线柔和，根据气候调节室温至 22～24℃，相对湿度 55%～65%。

2. 用物准备。

（1）备好操作台、椅子 1 把、清洁抹巾 1 块。

（2）大托盘内盛：原装婴儿奶粉 1 罐、恒温垫（机）1 个、水杯 1 个（内盛 200 毫升温开水）、隔奶巾 1 条、干抽纸巾 1 包、湿抽纸巾 1 包。

（3）小托盘内盛：消毒好的奶瓶与奶嘴各 1 个、消毒好的婴儿硅胶软勺 1 把、消毒好的新生儿喂杯 1 个（带刻度）。

3. 操作者准备。

衣着整洁、长发扎起，取下手表和首饰，修剪指甲（必要时），卫生洗手（七步洗手法）并温暖双手。

4. 婴儿准备。

有饥饿表现。

步骤与方法

1. 在操作台上，查看奶粉生产日期、保质期和奶粉用量、冲泡水温等说明（见图 5-28）。

2. 奶瓶置操作台上，加入温开水（水温按奶粉罐上要求，一般 40～45℃），检查水量是否准确（视线、刻度与水面持平，即三点一线）（见图 5-29）。

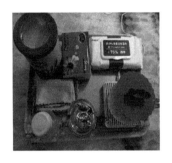 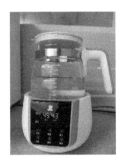

图 5-28   图 5-29

3. 按照喂哺用量建议表或婴儿平时奶量加入所需奶粉勺数（勺内奶粉为平勺，不压实）。

4. 盖紧奶瓶盖，轻轻左右晃圈似摇晃奶瓶，或双手两个方向交替揉搓奶瓶，使奶粉充分溶解。

5. 滴几滴奶至手腕内侧，测试奶温是否合适，观察奶液滴速是否适宜（以每秒钟 1～2 滴为宜）。

★ 测试奶温时，可将奶汁滴几滴于操作者手腕内侧，皮肤感觉不烫则可（见图 5-30）。操作者切不可用嘴来直接品试奶温（见图 5-31）。

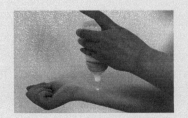 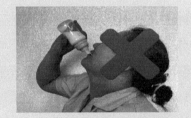

图 5-30   图 5-31

6. 喂奶前准备。

（1）将已配制好奶液的奶瓶或杯子放于托盘内，放至婴儿身旁（见图 5-32）。

（2）婴儿胸前垫上干净隔奶巾，防乳液溢出弄湿衣服。

（3）操作者将婴儿抱起，将其身体置于双腿上，婴儿的头颈肩靠在喂奶者肘弯上，喂奶者前臂托住婴儿背部，与其面面相对，温柔相望（见图5-33）。

7. 喂奶方法。

（1）奶瓶喂奶。

① 用奶嘴轻触婴儿嘴唇，刺激其觅食反射，当婴儿嘴张大时将奶嘴放入其口中。

② 奶瓶保持一定倾斜度，使奶嘴充满奶液（见图5-34）。

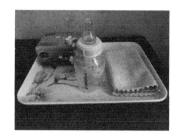 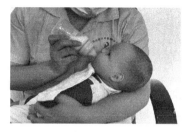 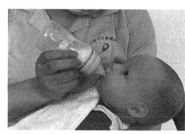

图 5-32　　　　　　　　　图 5-33　　　　　　　　　图 5-34

（2）小杯或小勺喂奶（见图5-35）。

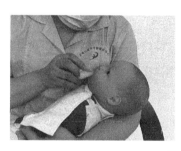 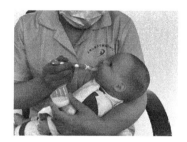

图 5-35

此方法适用于：（1）适用于婴儿暂时无法含接乳房，或母亲无法亲喂时；（2）因医疗原因需额外添加配方奶，但父母或医护人员希望避免奶瓶喂养时。

具体操作方法为：

1. 温柔地控制婴儿手臂和双手，以免打翻杯子或勺子。

2. 杯子或勺子内的奶液不超过2/3容量。

3. 用杯口（杯口慢慢向婴儿嘴部倾斜）或小勺前缘轻轻刺激婴儿嘴唇，引其觅食反射，伸舌舔食吸吮乳汁。

4. 控制喂奶速度，避免呛奶。

8. 喂哺完毕，选择适宜婴儿的拍嗝方式为婴儿拍嗝（见图 5-36）。

9. 婴儿打嗝后，擦净嘴角奶渍，左侧卧位观察。

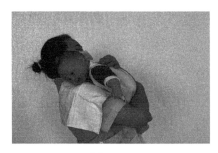

图 5-36

10. 安置好婴儿休息，整理用物。

===== 注意事项 =====

1. 严格按配方奶粉说明书调配奶液，过稀易致营养不良，过浓易致胃肠不适。

2. 奶粉受潮、结块时不可食用。

3. 奶粉即配即吃，剩余部分丢弃。

4. 根据婴儿月龄、吸吮力选择适宜的奶瓶与奶嘴，注意奶嘴孔的大小（以奶瓶倒置时奶液滴速每秒钟 1～2 滴为宜）。

5. 兑奶粉的水最好是烧开的洁净水，不建议用纯净水或矿泉水；水温应适宜，以免烫伤、致乳品营养丧失或奶粉溶解不充分致婴儿胃肠不适等。

6. 严禁喂奶者用嘴直接试奶温；切不可用手直接拉扯奶嘴。

7. 喂奶时保持婴儿安静、集中注意力，不可逗引其笑闹；婴儿哭闹时暂停喂奶安抚。

8. 除特殊情况外，一般坐位喂奶，如需卧位喂奶应将婴儿上半身抬高。

9. 用小杯或小勺喂养时，忌直接将奶液灌入婴儿口中。

10. 控制喂奶速度，避免呛奶。

11. 操作过程中与婴儿进行温柔有爱意的语言和眼神交流。

第九节　奶具清洁与消毒方法

正确地给婴儿清洁与消毒奶具，避免宝宝腹泻或患上疾病。

目的

1. 保持奶具卫生，方便随时取用。

2. 避免因不洁奶具而致婴儿消化道感染。

操作前准备

1. 环境准备：室内干净整洁、光线充足。

2. 用物准备。

（1）备好操作台：专用奶具消毒锅 1 个、专用奶具清洁盆 1 个、专用双层沥水篮 1 个、专用沥水垫（架）和带盖的专用盛消毒奶具的容器各 1 个（或婴儿奶具消毒器 1 个）、清洁抹布 1 块、奶瓶清洁剂 1 瓶。

（2）托物盘内盛：奶瓶 1 个、奶嘴 1 个、奶瓶刷 1 个、奶嘴刷 1 个、奶瓶夹 1 把。

3. 操作者准备。

衣着整洁、长发扎起，取下手表和首饰，修剪指甲（必要时），卫生洗手（七步洗手法）。

步骤与方法

（一）清洁奶具

1. 及时倒掉奶瓶里的剩余奶液，并用流动水冲洗奶具内、外面及瓶底。

2. 将奶瓶盖、奶瓶、奶嘴、奶嘴固定圈等各部件完全拆卸后放入专用奶具清洁盆内。

3. 加温水没过奶具，倒入少许奶瓶清洁剂，浸泡约 10 分钟，使奶垢充分浸软、溶解。

4. 用奶瓶刷清洗奶瓶内面、颈部及螺纹处，并清洗奶嘴固定圈及奶瓶盖。

5. 在流水下彻底冲洗奶瓶、奶嘴固定圈及奶瓶盖。

6. 用奶嘴刷清洗奶嘴内外侧，注意奶嘴开孔处不留奶垢。

7. 在流水下彻底冲洗奶嘴。

8. 将清洗好的所有奶具，放于沥水篮内。

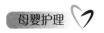

（二）消毒奶具

【方法一】

1. 将除奶嘴外的奶具放入专用的奶具消毒锅内，水要没过奶具，盖上锅盖，点火煮沸。

2. 煮沸 10 分钟后放入奶嘴。

3. 持续 5 分钟后熄火。

4. 用奶瓶夹取出所有奶具放在沥水垫或沥水架上沥干水分（见图 5-37），将沥干水分的奶具放于带盖的专用盛消毒奶具的容器内备用。

【方法二】

1. 将奶具放入专用的婴儿奶具消毒器内（见图 5-38），按照说明书按步骤要求进行。

2. 消毒后备用。

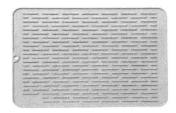　　　　　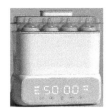

图 5-37　　　　　　　　　　　　图 5-38

（三）整理用物

······ **注意事项** ······

1. 奶具残留奶液时易滋生细菌，应及时、彻底地清洁、消毒。

2. 为防止乳品污染，应做到奶具一用一消毒（用一次，消毒一次）。

3. 清洁与消毒奶具所用的物品应专用，并定点放置。

4. 注意奶嘴、奶嘴固定圈、瓶口螺纹、瓶底要彻底清洗干净。

5. 注意选适合奶瓶材质的奶瓶刷（玻璃奶瓶选择尼龙刷，塑料奶瓶选择海绵刷）。

第六章 母婴保健操

第一节 产褥期妇女保健操

妊娠与分娩是一个自然的生理过程，怀孕后身体会发生很多变化，分娩会使盆腔的关节、韧带、会阴肌肉以及腹部肌肉松弛。产后应及时做产后修复，可避免远期并发症的发生。产后身体恢复到未孕状态，一般需要 6～8 周。

目的

1. 促进妇女产褥期各器官功能的恢复。

2. 预防腰背痛、尿失禁、膀胱直肠膨出及子宫脱垂，帮助产妇加速恢复体态（体形）等。

操作前准备

1. 环境准备。

关闭门窗，室内整洁、安静、光线柔和，播放柔美轻音乐。床上不可铺垫过厚过软，最好是硬板床。根据气候调节室温至 26～28℃，相对湿度 55%～65%。

2. 物品准备。

靠椅 1 把、脚踏凳 1 张、软枕或靠枕 1 个、毛巾 1 条。

3. 操作者准备。

衣着整洁、长发扎起，取下手表和首饰，修剪指甲（必要时），卫生洗手（七步洗手法），并温暖双手。

4. 产妇准备。

餐后 1 小时，哺乳完，排空大小便，着宽松棉质单衣，精神状态好。

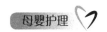

步骤与方法

（一）分娩后腰部护理姿势

【目的】指导产妇保持正确的坐姿及站姿，预防因肌肉疲劳引发的腰痛。

（1）正确站姿：保持挺胸收腹，背部平直（见图6-1）。

（2）正确坐姿：要配适当的坐椅，坐时腰挺直，双脚平放在地上或脚踏凳上，用软枕或靠枕支撑腰部（见图6-2）。

（3）正确起床姿势：屈曲双膝，转身侧卧，双手支撑身体起床，勿直接俯身向前（见图6-3）。

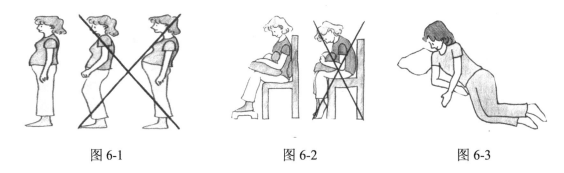

图6-1　　　　　　　　图6-2　　　　　　　　图6-3

（二）会阴肌肉运动

【目的】锻炼盆底肌肉，预防子宫脱垂。

1. 收缩提肛肌运动（见图6-4）。

● 动作要领：

平仰卧位，双腿弯曲并拢，双手置于腹部；采用腹式呼吸，深吸气时全身放松，缓慢呼气的同时收缩会阴、肛门及尿道口肌肉（似憋大小便），维持5～10秒，吐气放松。

● 要求：重复5～10次。产后第2天可开始。

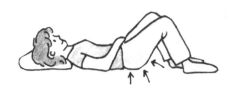

图6-4

2. 抬臀运动（见图6-5）。

● **动作要领：**

平仰卧位，双腿弯曲张开同肩宽，双手置于身体两侧；收缩会阴、肛门及尿道口肌肉，以足底为支撑，臀部和腹部肌肉同时发力，逐渐抬起臀部、腰部、背部，大小腿尽量成直角（使身体完全由脚和肩部支撑）使膝、髋、肩关节在同一平面上，维持5～10秒后放松。

● **要求：** 重复5～10次。产后第14天可开始。

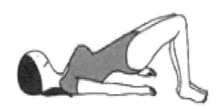

图6-5

（三）腰腹部肌肉运动

【目的】锻炼腰腹部肌肉，增强腰背的承托力。

1. 收腹运动（仰卧位）（见图6-6）

● **动作要领：**

平仰卧位，双腿伸直，双手置于腹部，身体放松；采用腹式呼吸，深吸气时慢慢扩张胸部，再由口缓慢吐气，同时收缩腹部，维持5～10秒后吐气放松。

● **要求：** 重复5～10次。产后第2天可开始。

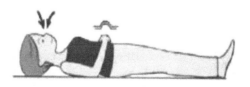

图6-6

2. 收腹运动（坐位）（见图6-7）

● **动作要领：** 坐时采用腹式呼吸，深吸气时慢慢扩张胸部，再由口缓慢吐气，同时收缩腹部，维持5～10秒后放松。

● **要求：** 重复5～10次。产后第2天可开始。

3. 腰腹运动（见图 6-8）

● **动作要领：**平仰卧位，双膝并拢弯曲，双手平放在身旁，收缩腹部，双膝一起向左方转动至大腿触及床面，维持 5～10 秒后回复正中，再转向右方。

● **要求：**重复 5～10 次。产后第 14 天可开始。

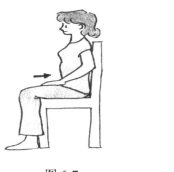 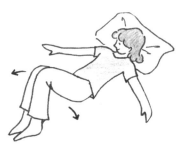

图 6-7　　　　　　　　　　　　　图 6-8

（四）上肢运动（见图 6-9）

【目的】促进上肢血液循环，锻炼上肢肌肉。

● **动作要领：**平仰卧位，双腿伸直，双手放于身体两侧，双臂向两侧打开；双手在胸前上方高举合掌，然后向上延伸伸展双臂，维持 5～10 秒后回位。

● **要求：**重复 5～10 次。产后第 2 天可开始。

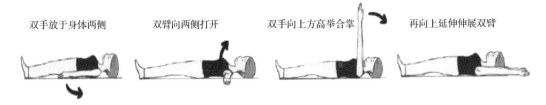

双手放于身体两侧　　双臂向两侧打开　　双手向上方高举合掌　　再向上延伸伸展双臂

图 6-9

（五）下肢运动

【目的】促进下肢血液循环，锻炼下肢及腹部肌肉。

1. 腰腿部肌肉运动（见图 6-10）。

● **动作要领：**平仰卧位，左腿屈膝，右腿平放；做深呼吸，吸气时收缩右侧腰部肌肉，缩短右腿（要保持膝部平直），维持 5～10 秒后吐气放松。左右交替。

● **要求：**重复 5～10 次。产后第 2 天可开始。

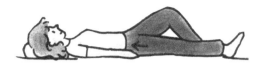

图 6-10

2. 抬腿运动（见图 6-11）。

● **动作要领**：平仰卧位，双腿伸直，双手放于身体两侧；先双腿轮流上举，与身体呈直角，各维持 5 秒，然后双腿并举，维持 5～10 秒后放松回位。

● **要求**：重复 5～10 次。产后第 14 天可开始。

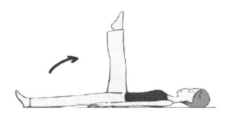

图 6-11

3. 提腿运动（见图 6-12）。

● **动作要领**：手膝着地跪姿，双臂和大腿垂直于地面，双手、双膝分开与肩同宽，腰背部平行于地面；左右腿交替向后抬高至与背部平齐，停留 5～10 秒后放松；左右腿交替。

● **要求**：重复 5～10 次。产后第 14 天可开始。

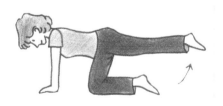

图 6-12

4. 脚部运动（见图 6-13）。

● **动作要领**：平仰卧位，双腿伸直；以踝关节为中心缓缓勾脚尖至最大位置时保持 5～10 秒，接着脚尖缓缓朝下至最大位置时保持 5～10 秒，再分别 360 度顺时针、逆时针旋转足部；脚肿严重者，用枕头把双腿垫高。

● **要求**：重复 5～10 次。产后第 1 天可开始。

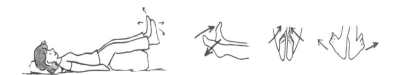

图 6-13

（六）背部肌肉运动（隆背运动）（见图 6-14）

【目的】锻炼背部肌肉，预防腰背痛。

● **动作要领**：产妇跪撑于床上，四肢与身体垂直，双手、双膝分开与肩同宽，头—肩—背—臀部在一条水平线上；呼气时收缩腹部及臀部，背部尽量向上拱起，低头，眼睛看向肚子，维持 5～10 秒后放松回位。

● **要求**：重复 5～10 次。产后第 14 天可开始。

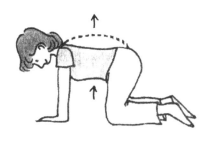

图 6-14

（七）头颈部及肩膊肌肉伸展运动

【目的】增进颈部肌肉及肩膊关节组织的柔韧度。

1. 头颈部运动（见图 6-15）。

● **动作要领**：

（1）向左右方向转颈：可坐可躺，头向左平转，维持五秒后回位；向右方重复。

（2）头靠左右肩：可坐可躺，头靠向左肩，维持 5 秒后回位；向右方重复。

（3）下巴靠近胸部：可坐可躺，将头部向前屈，使下颌贴近胸部，维持 5 秒后回位。

● **要求**：重复 5～10 次。产后第 2 天可开始。

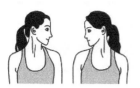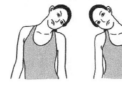

图 6-15

2. 肩胛肌肉运动（见图 6-16）。

● **动作要领**：双肩下沉，收紧肩关节使肩胛骨向后、向内旋夹紧，维持 5 秒后放松。

● **要求**：重复 5～10 次。产后第 2 天可开始。

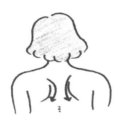

图 6-16

（八）安置好产妇休息，整理用物。

------- **注意事项** -------

1. 做操时间：自然分娩的产妇，产后第 2 天可开始少量运动；会阴部有伤口或剖宫产的产妇，建议适当延后。

2. 运动量由小到大，由弱到强，循序渐进，量力而行，避免过度劳累。

3. 每日做 1 次，每次 15～30 分钟，根据产妇身体状况调整。

4. 做操过程中，若有出血或其他不适，应立即停止。

第二节　1~3月婴儿被动操

婴儿保健操。通过操作者对婴儿的被动与主动活动，帮助和促进婴儿动作发展和生长发育。根据其生理和心理发展特点分为：婴儿被动操（1～6月）和婴儿主被动操（7～12月）。

目的

1. 增强婴儿骨骼和肌肉的发育，促进基本动作的灵活、协调发展。
2. 促进新陈代谢，改善睡眠。
3. 促进食欲，增强免疫力。
4. 增进亲子情感交流。

操作前准备

1. 环境准备。

室内整洁、安静、光线柔和，避开对流风，播放柔美音乐。根据气候调节室温至 22～24℃，相对湿度至 55%～65%。

2. 用物准备。

大浴巾 1 条、纸尿裤 1 片、干抽纸巾 1 包、湿抽纸巾 1 包。

3. 操作者准备。

衣着整洁，长发扎起，取下手表和首饰，修剪指甲（必要时），卫生洗手（七步洗手法）并温暖双手。

4. 婴儿准备。

清醒、情绪良好，喂奶后至少 1 小时、两餐奶之间，穿着宽松棉质单衣裤，着干净纸尿裤。

步骤与方法

（一）准备操作场地

1. 大浴巾平铺于操作台上。
2. 抱婴儿平仰卧位于浴巾上，检查尿布（纸尿裤）是否需更换。

（二）1～3 月婴儿被动操

1. 第一节：准备活动，按摩全身（见图 6-17）。
- **预备姿势**：婴儿平仰卧位，双手置于身体两侧。

● **操作动作**：①操作者双手同时从婴儿身体远心端至近心端轻捏双手臂、双腿；②从胸部至腹部螺旋按摩。

● **要求**：每个动作重复4次。

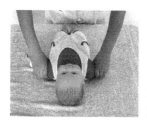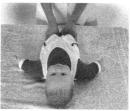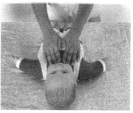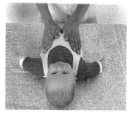

图 6-17

2. 第二节：屈伸肘关节及双臂伸展上举运动（见图6-18）。

● **预备姿势**：①婴儿平仰卧位，双手置于身体两侧；②操作者将双手大拇指置于婴儿手掌内，其他4指握住其腕关节。

● **操作动作**：两臂侧平举，掌心向上（1拍）；将两肘关节弯曲，双臂置于胸前（2拍）；两臂上举伸直同肩宽（3拍）；还原（4拍）。

● **要求**：做4个4拍。

★ 婴儿两臂平展时，可帮助其稍用力，双臂屈伸肘关节及伸展上举动作应轻柔。

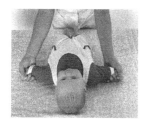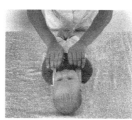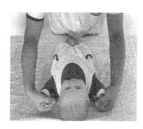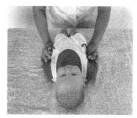

图 6-18

3. 第三节：肩关节回旋运动（见图6-19）。

● **预备姿势**：同第二节预备姿势。

● **操作动作**：①将婴儿右臂置于胸前（1拍）；以肩关节为中心，由内向上伸举左臂（2拍）；向外做回旋动作（3拍）；还原（4拍）。②对侧同上。

● **要求**：每侧做4个4拍。

★ 做肩关节回旋运动时，动作应轻柔，不可用力拉拽，以免损伤肩关节和韧带。

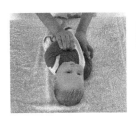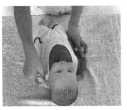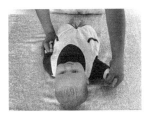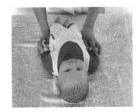

图 6-19

4. 第四节：踝关节屈伸及回旋运动（见图 6-20）。

● **预备姿势**：婴儿平仰卧位，操作者一手掌心朝上握住婴儿脚踝部，另一手握住脚前掌。

● **操作动作**：①以左脚踝关节为轴，向前屈脚前掌（1、2 拍）；向后伸脚前掌（3、4 拍）；从外向下向内旋转（5、6 拍）；从内向上向外旋转（7、8 拍）。②对侧同上。

● **要求**：每侧做 4 个 8 拍。

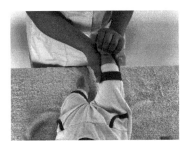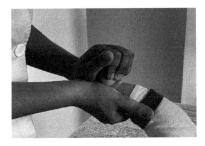

图 6-20

5. 第五节：膝、髋关节屈伸运动（见图 6-21）。

● **预备姿势**：婴儿平仰卧位、双下肢伸直平放，操作者双手握住婴儿小腿。

● **操作动作**：①屈左腿膝关节（1、2 拍）；屈左腿髋关节（3、4 拍）；伸左腿髋关节（5、6 拍）；伸左腿膝关节（7、8 拍）。②对侧同上。

● **要求**：每侧做 4 个 8 拍。

★ 屈膝、髋关节时，使婴儿大腿尽量贴着腹部。

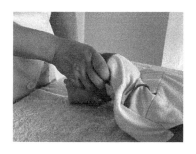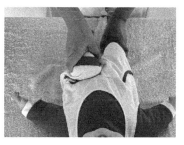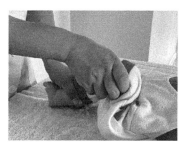

图 6-21

6. 第六节：髋关节回旋运动（见图 6-22）。

● **预备姿势：** 婴儿平仰卧位，两下肢伸直平放；操作者用掌心握住婴儿两膝关节处，大拇指在婴儿腿内侧，其余四肢在腿外侧。

● **操作动作：** ①左腿膝关节弯曲（1 拍），左大腿靠近体侧由内向外做回旋动作（2、3 拍）；还原（4 拍）。②对侧同上。

● **要求：** 每侧做 4 个 4 拍。

> ★ 做髋关节回旋运动时，动作应轻柔，切不可勉强用力拉，以免损伤髋关节和韧带。

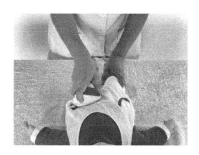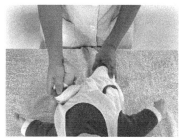

图 6-22

7. 第七节：双腿屈伸运动（见图 6-23）。

● **预备姿势：** 婴儿平仰卧位，双下肢伸直放平；操作者用双手掌心握住婴儿两膝关节处，拇指置于小腿后侧近腘窝处，其余四指在膝关节上方。

● **操作动作：** 将婴儿双腿上举与身体成直角（1、2 拍）；还原（3、4 拍）。

● **要求：** 做 4 个 4 拍。

> ★ 上举双腿时，臀部不能离开台面，动作轻柔。

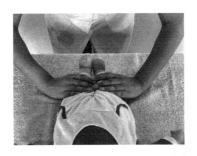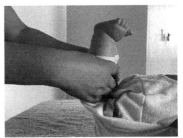

图 6-23

（三）安置好婴儿休息，整理用物

1. 每日做 1~2 次，每次 15 分钟左右，逐渐增加时长，婴儿生病时暂停做操。

2. 观察婴儿的表情反应，动作轻柔，力度适中，不可勉强拉拽。如做操过程中婴儿出现不适，应暂停，抱起安抚，排除病理原因。

3. 循序渐进，如婴儿动作配合不好或不协调时，可做其他部分动作，逐渐完善。

4. 操作前及操作中与婴儿友好互动，用充满爱意的眼神和语言与之交流。

第三节　0~3 月婴儿视听训练

视觉，是人类最重要的感觉，在出生后至 1 岁间的发展极为迅速，尤其是 0~3 个月。刚出生时新生儿视力很弱，仅能看到黑白或灰色的影像。出生 1 周的新生儿可以看见红、橙、黄、绿色。2~3 个月龄时，双眼能追视运动的物体。

听觉，是语言和社会交往功能的基础，在 0~1 岁孩子认知发育过程中起重要作用。

目的

1. 促进视觉和听觉发育。

2. 增进亲子之间的情感交流。

操作前准备

1. 环境准备。

室内整洁、安静、光线柔和。根据气候调节室温至 22～24℃，相对湿度至 55%～65%。婴儿平仰卧位时视线正上方应避开灯光和鲜艳的挂饰品。

2. 用物准备。

大浴巾 1 条、红球 1 个、黑白卡片 1 套、颜色鲜艳且能发出柔和响声的玩具（沙锤、摇铃等）1 个、干抽纸巾 1 包、湿抽纸巾 1 包。

3. 操作者准备。

衣着整洁，长发扎起，取下手表和首饰，修剪指甲（必要时），卫生洗手（七步洗手法）并温暖双手。

4. 婴儿准备。

清醒、情绪良好，不饥不饱。

步骤与方法

（一）准备操作场地

大浴巾平铺于操作台上，抱婴儿平仰卧位于浴巾上。

（二）视听觉训练

1. 视觉训练（见图 6-24）。

（1）用黑白卡片或红球放在婴儿视线正上方、距离眼睛 20 厘米处吸引其注意。

（2）然后从中线向婴儿左侧水平位缓慢移动，引导婴儿追视，直至看不见。

（3）左右两侧交替进行。

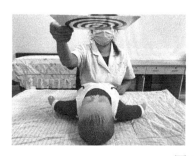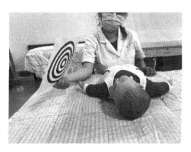

图 6-24

2. 听觉训练（见图 6-25）。

（1）用颜色鲜艳且能发出柔和响声的玩具在距离婴儿左侧耳朵 15 厘米处轻轻摇动，吸引婴儿寻找声源，应避开婴儿视线。

（2）左右两侧交替进行。

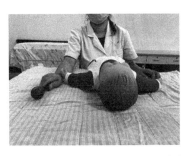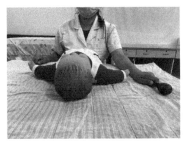

图 6-25

3. 视听结合训练（见图 6-26）。

（1）在距离婴儿眼睛 20 厘米处轻柔地呼唤"宝宝"，吸引其注视操作者的脸。

（2）操作者一边呼唤一边将脸从婴儿眼部中线向婴儿左侧缓慢移动，引导婴儿追视，直至看不见。

（3）左右两侧交替进行。

★ 要求操作者声音轻柔，面带笑容，充满爱意。

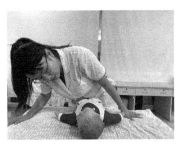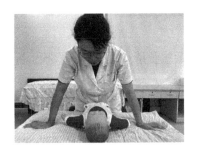

图 6-26

（三）安置好婴儿休息，整理用物。

注意事项

1. 视听训练每天 3~4 次，每次不超过 5 分钟。

2. 进行视觉训练时，确保婴儿注视到黑白卡片或红球后再缓慢移动，移动的过程中不要出声，以免分散注意力。

3. 听觉训练时应选择安全的玩具，发出的响声不能太大，以免对婴儿听力造成影响。

4. 进行听觉训练时每侧持续摇动时间不超过 15 秒，训练过程中应无其他干扰。

5. 进行视听结合训练时要确保婴儿已注视到说话者的脸后再移动。

6. 视听训练在婴儿清醒、情绪良好时进行，如婴儿对视听刺激无反应可暂停训练，持续无反应须及时就医。

第四节　婴儿抚触

婴儿抚触，是通过抚触者双手对婴儿的皮肤各部位进行有次序、有技巧的抚触，让温和的良好刺激通过皮肤的感受器传到中枢神经系统，促进婴儿身心发育。

目的

1. 促进婴儿神经系统发育。
2. 增进亲子情感交流。
3. 促进血液循环，提高免疫力。
4. 促进消化吸收和生长发育。
5. 安抚情绪，促进睡眠。

操作前准备

1. 环境准备。

关闭门窗，室内整洁、安静、光线柔和，避开对流风，播放柔美轻音乐，根据气候调节室温至 26～28℃，相对湿度至 55%～65%。

2. 用物准备。

大浴巾 1 条、大毛巾 1 条、婴儿润肤油 1 瓶、干抽纸巾 1 包、湿抽纸巾 1 包、婴儿衣裤 1 套、纸尿裤 1 片。

3. 操作者准备。

衣着整洁、长发扎起，取下手表和首饰，修剪指甲（必要时），卫生洗手（七步洗手法）并温暖双手。

4. 婴儿准备。

清醒、情绪良好，喂奶后至少 1 小时、两餐奶之间，沐浴后或睡前。

步骤与方法

（一）抚触前准备

1. 大浴巾平铺于操作台上。

2. 抱婴儿平仰卧位于大浴巾上，脱衣物（沐浴后此步省略），盖大毛巾。

3. 查看婴儿全身皮肤状况及肢体活动情况，检查尿布（纸尿裤）是否需要更换。

（二）抚触步骤

取适量婴儿润肤油于操作者手心，揉搓双手，保持手的温暖和润滑；每个部位重复动作 6～8 次，动作柔和、力度适中。

1. 面部。

（1）用双手大拇指指腹从婴儿前额中心处对称地向外抚至两侧发际（太阳穴处）。（见图 6-27）

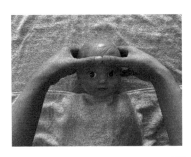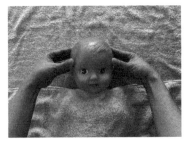

图 6-27

（2）双手大拇指指腹分别自下颌中央处向外上抚至耳根，划出微笑状（见图 6-28）。

2. 头部。

（1）一只手托住婴儿头颈部，另一只手指腹先从一侧前额发际抚向脑后至耳后（大半圆），注意避开囟门（见图6-29）。

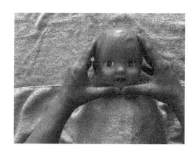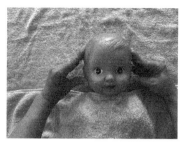

图 6-28

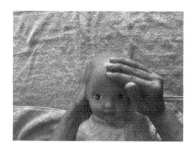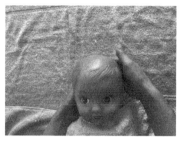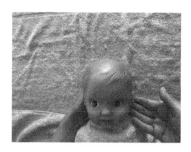

图 6-29

（2）从一侧侧额发际处抚向脑后至耳后（中半圆）（见图6-30）。

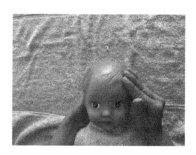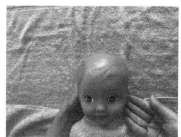

图 6-30

（3）从一侧耳上发际处（颞部）抚向耳后（小半圆）（见图6-31）。

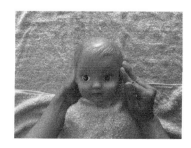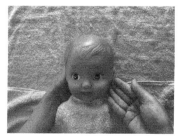

图 6-31

（4）另一只手以同样手法抚触对侧头部。

3. 胸部。

（1）双手食指至小指并拢分别放于婴儿腰两侧（腋中线与肚脐水平线交叉点）上，用一侧手掌侧腹面向上抚至对侧肩峰，避开乳头（见图6-32）。

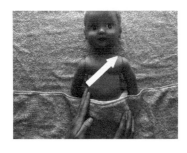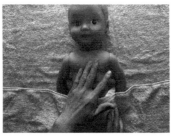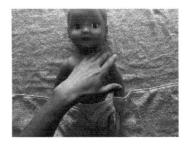

图 6-32

（2）另一侧手以同样手法抚触对侧，左右手交替进行。

4. 腹部。

（1）双手指腹交替以婴儿脐部为中心点顺时针（右下腹→右上腹→左上腹→左下腹）画大半圆揉抚腹部（注意避开脐部和膀胱区）（见图6-33）。

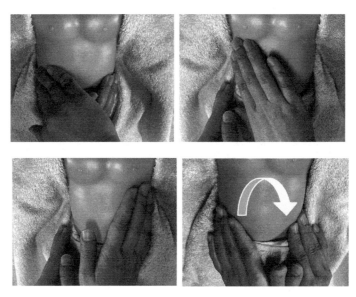

图 6-33

（2）操作者以右手（食指至小指并拢）指腹

① 自左上腹部→左下腹部，做"I"字形的揉抚动作（见图6-34）。

② 自右上腹部→左上腹部→左下腹部，做"倒L"字形的揉抚动作（见图6-35）。

③ 自右下腹部→右上腹部→左上腹部→左下腹部，做"倒 U"字形的揉抚动作（见图 6-36）。

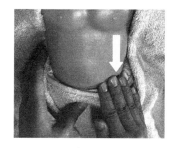 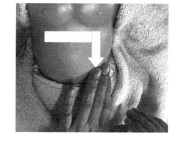 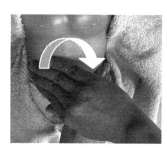

图 6-34　　　　　　　　图 6-35　　　　　　　　图 6-36

★ 同时对婴儿说："宝贝，我爱你。"

5. 上肢。

（1）手臂。

① 将婴儿的一只手臂抬举，操作者另一只手握住婴儿胳膊从腋下处由内向外旋抚至手腕，双手交替进行（见图 6-37）。

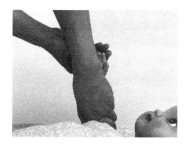 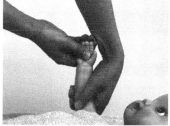 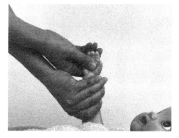

图 6-37

② 将婴儿的一只手臂抬举，操作者另一只手虎口朝上，从婴儿的腋下处握捏至手腕（似挤牛奶），双手交替进行（见图 6-38）。

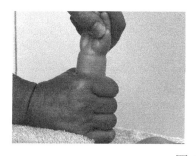 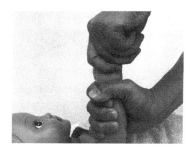

图 6-38

③ 将婴儿手臂夹于操作者双手中，自上臂滚揉至手腕（见图6-39）。

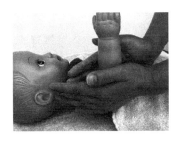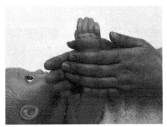

图 6-39

④ 同样手法抚触对侧手臂。

6. 手部。

（1）手掌及手背（见图6-40）。

① 操作者双手拇指置于婴儿掌根部，其余四指置于婴儿手背，双手拇指指腹画倒"8"字交替揉抚婴儿手掌，再用其余四指交替揉抚手背。

② 同样手法揉抚对侧手掌及手背。

（2）手指（见图6-41）。

① 用拇指、食指和中指自婴儿每个手指根部轻轻揉捏至指尖。

② 同样手法揉捏对侧手指。

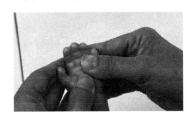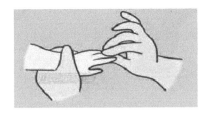

图 6-40   图 6-41

7. 下肢（同上肢操作）（见图6-42）。

8. 脚部（同手部操作）（见图6-43）。

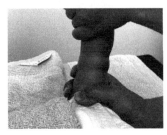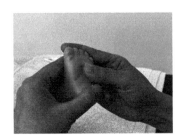

图 6-42   图 6-43

9. 背部：帮助婴儿翻身呈俯卧状，头侧向一边，双手撑于胸前，注意不要捂住口鼻。

（1）横向揉抚背部：将双手指腹并拢放在婴儿背部，以其脊椎为中线，从肩部至腰部做横向揉抚（见图6-44）。

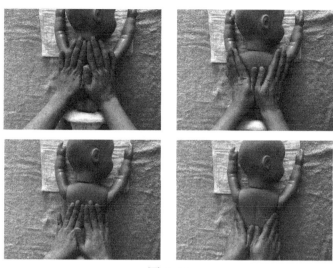

图 6-44

（2）纵向揉抚背部：用一只手从婴儿的头顶部（避开囟门）→颈部→背部→臀部轻轻地做纵向揉抚，左右手交替进行（见图6-45）。

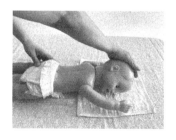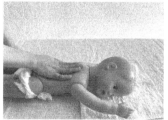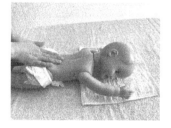

图 6-45

（3）环形揉抚婴儿臀部（见图6-46）。

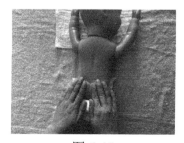

图 6-46

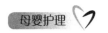

（三）安置好婴儿休息，整理用物

····· 注意事项 ·····

1. 确保操作台面安全。

2. 操作前应备齐用物并放置在操作台上，操作中切忌将婴儿单独留在操作台上，防止发生坠落等意外。

3. 每日可做 1~2 次，每次 10~15 分钟，避免在饥饿和喂奶后 1 小时内进行。

4. 抚触过程中注意观察婴儿的反应，如出现烦躁、哭闹、肌张力增高、肤色改变等异常情况时，应暂停抚触，反应持续 1 分钟以上应停止抚触。

5. 身体局部有异常时，应避开此部位抚触（如有头皮血肿时，不做头部抚触）。

6. 刚开始做抚触时，动作先轻柔，然后逐渐增加力度，让婴儿慢慢适应。

7. 操作过程中应与婴儿进行温柔有爱意的语言和眼神交流，传递爱与关怀。

8. 注意保暖。

第五节　婴儿排气操

婴儿肠壁肌肉薄弱，肠蠕动较成人差，食物在肠腔内停留时间较长，因此容易出现肠胀气、肠绞痛和消化不良等情况。排气操能促进宝宝肠道蠕动，帮助排气、排便，从而减轻肠胀气、肠绞痛等不适症状。

目的

促进肠蠕动，帮助婴儿排气、排便。

操作前准备

1. 环境准备。

室内整洁、安静、光线柔和，播放柔美轻音乐，根据气候调节室温至 22~24℃，相对湿度至 55%~65%。

2. 用物准备。

大浴巾 1 条、干抽纸巾 1 包、湿抽纸巾 1 包、纸尿裤 1 片。

3. 操作者准备。

衣着整洁、长发扎起，取下手表和首饰，修剪指甲（必要时），卫生洗手（七步洗手法）并温暖双手。

4. 婴儿准备。

清醒，情绪良好，喂奶后至少 1 小时、两餐奶之间，着宽松棉质单衣。

步骤与方法

（一）准备操作场地

1. 大浴巾平铺于操作台上。

2. 抱婴儿平仰卧位于浴巾上，检查尿布（纸尿裤）是否需更换。

（二）婴儿排气操

1. 第一节：乾坤大挪移（见图 6-47）。

● **动作要领**：婴儿平仰卧位，以肚脐为中心，操作者双手掌交替顺时针按摩婴儿腹部。

● **要求**：一圈为 1 次，做 4～8 次。

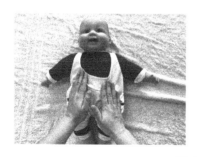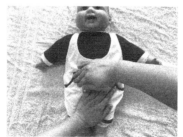

图 6-47

2. 第二节：推心置腹。

【**动作一**】如图 6-48 所示。

● **动作要领**：两手交替从婴儿上胸部开始，向下轻抚至大腿根部。

● **要求**：左右交替为 1 次，做 8 次。

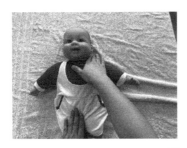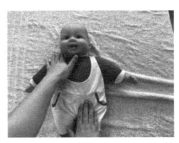

图 6-48

【动作二】如图 6-49 所示。

● **动作要领**：两手并排从婴儿上胸部开始，向下轻抚至大腿根部。

● **要求**：重复做 8 次。

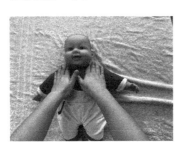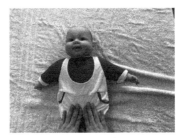

图 6-49

3．第三节：蹬单车。

【动作一】如图 6-50 所示。

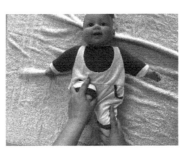

图 6-50

● **动作要领**：双手握住婴儿小腿近膝关节处，两腿交替往腹部屈曲，大腿紧贴婴儿腹部。

● **要求**：左右交替为 1 次，做 8 次。

【动作二】如图 6-51 所示。

● **动作要领**：双手握住小腿近膝关节处，使双膝同时屈曲紧贴腹部并保持

1～2 秒。

● **要求**：重复做 8 次。

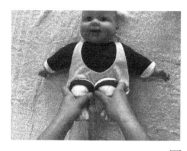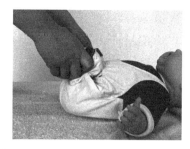

图 6-51

4. 第四节：垂直抱腿（见图 6-52）。

● **动作要领**：双手握住婴儿双腿膝关节，让婴儿双腿保持伸直，抬起压向腹部。

● **要求**：重复做 8 次。

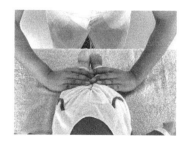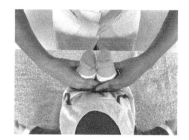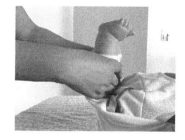

图 6-52

5. 第五节：手触膝（见图 6-53）。

● **动作要领**：一手握住婴儿上臂，另一手握住对侧小腿，让婴儿屈膝，手触碰自己膝盖；婴儿的手和膝盖尽量向身体中线靠拢。

● **要求**：左右交替为 1 次，做 8 次。

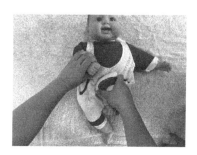

图 6-53

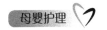

（三）安置好婴儿休息，整理用物

> **◾◾◾◾◾ 注意事项 ◾◾◾◾◾**
>
> 1. 做操过程中如婴儿出现烦躁、哭闹等不适反应，应立即停止，进行安抚，寻找可能原因并处理。
>
> 2. 排气操应在喂奶1小时后进行，以免婴儿吐奶。
>
> 3. 做操时动作应轻柔、力度适中。
>
> 4. 做排气操的次数根据婴儿的身体状况而定：无胀气或消化不良1次/日，症状轻微2次/日，肠胀气较严重或便秘2～4次/日。
>
> 5. 操作过程中应与婴儿进行温柔且有爱意的语言和眼神交流。